W0269695

Beobachtungen und Ergebnisse bei einer fünfjährigen Frakturenbehandlung

(Klinische und unfallmedizinische Feststellungen)

Von

Dr. Hans Scheffler
Assistenzarzt am Krankenhaus Bergmannsheil
in Bochum

Mit 18 Abbildungen im Text

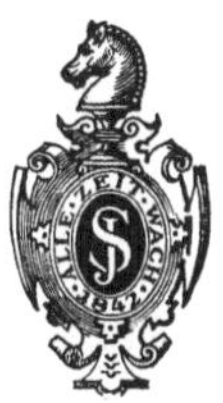

Springer-Verlag Berlin Heidelberg GmbH

1927

ISBN 978-3-662-31460-9   ISBN 978-3-662-31667-2 (eBook)
DOI 10.1007/978-3-662-31667-2

Sonderabdruck aus dem
Archiv für orthopädische und Unfall-Chirurgie,
Bd. XXIV.

Bei der großen sozialen Bedeutung der Unfallfolgen, welche nach der Durchführung der neueren Gesetzgebung noch weiterhin gesteigert worden ist, und vornehmlich bei der Bedeutung der Knochenbrüche, war bei einer Durchsicht der vorhandenen Literatur der große Mangel kritisch verwertbarer Arbeiten auf diesem Gebiete aufgefallen. Die wenigen vorhandenen Aufsätze bringen meistens nur verhältnismäßig geringe zahlenmäßige Unterlagen, umfassen oft Zusammenstellungen von Frakturformen aus Zeiträumen von 10 bis 20 Jahren und lassen, was das Wichtigste ist, in den seltensten Fällen an der Hand exakt geführter Krankengeschichten und entsprechender Nachuntersuchungen klare Rückschlüsse über den Wert und den Erfolg eines Heilverfahrens zu. Bei der Beurteilung der Heilerfolge heißt es oft genug „befriedigend", „gut" oder „unvollkommen", was aber unter diesen Begriffen zu verstehen ist, wird nicht näher erläutert. Auch über den Grad der Erwerbseinbuße finden sich infolge recht spärlicher Nachuntersuchungen keine einheitlichen Aufzeichnungen größeren Stils. Ebensowenig wird oft genug die Dauer der Gesamtbehandlung bezeichnet, d. h. die Zeit, die bis zur Wiederaufnahme der Arbeit verstreicht, sondern meistens nur die Dauer des Spitalaufenthaltes. Statistische Erhebungen über diese beiden Punkte sind aber gerade in heutiger Zeit vom versicherungsmedizinischen Gesichtspunkte von größtem Wert.

Aus diesen Erwägungen heraus gab Prof. von Brunn, der verstorbene Chef des Krankenhauses „Bergmannsheil", die Anregung, einmal das gesamte frische Frakturenmaterial, welches in den Jahren 1919 bis 1923 das Krankenhaus passiert hatte, einer eingehenden Durcharbeitung hinsichtlich der Häufigkeit der einzelnen Frakturen, der Verletzungsart, der Behandlung und der dabei erzielten Erfolge und schließlich auch hinsichtlich der verbliebenen Erwerbsverminderungen zu unterziehen. Denn das Krankenhaus „Bergmannsheil" ist infolge seiner Organisation und Größe am ehesten in der Lage, in einem verhältnismäßig kurzen Zeitraum eine größere Zahl Knochenbrüche zu behandeln. Berücksichtigung fanden in dieser Arbeit die Brüche der unteren und oberen Extremität einschließlich der Brüche von Schulterblatt und Schlüsselbein, während die zahlreichen Brüche von Becken, Wirbelsäule und Schädel besonderen Arbeiten vorbehalten bleiben. Alle diese Frakturen betrafen vorwiegend Bergleute. Die Verletzten wurden sofort nach dem Unfall auf Anruf der Zeche mittels der Kraftwagen des Krankenhauses innerhalb der ersten Stunden dem Hause zugeführt. Sämtliche Verletzungen wurden streng nach einheitlichen Gesichtspunkten behandelt, der Aufnahmebefund, die Art der Behandlung, sowie der Entlassungsbefund wurden aus den Aufzeichnungen in den Krankenblättern genau ermittelt. Die überwiegende Zahl der Verletzten wurde von uns später selbst begutachtet und der weitere Zustand der Unfallfolgen dann aus den mustergültig geführten Unfallakten der Knappschafts-Berufsgenossenschaft bis ins einzelnste ermittelt. Spätere Nachuntersuchungen fanden dann vielfach durch andere Ärzte statt, was nur begrüßenswert erschien, da wir uns hierdurch von dem Vorwurf einer einseitigen Beurteilung frei glauben. Aus diesen ganz objektiv gewonnenen Angaben sind die der Arbeit beigefügten Tabellen der Erwerbsverminderung errechnet worden.

Ursprünglich war dem Verfasser die Bearbeitung der oberen Extremität übertragen worden, während von Brunn die Absicht hatte, die untere Extremität zu bearbeiten. So hatte er bereits in mühsamer Arbeit die Auszüge aus den Krankengeschichten der unteren Gliedmaßen angefertigt, doch ließ ihn sein früher Tod die Arbeit nicht vollenden. Kurz vor seinem Ableben übergab er dem Verfasser die Unterlagen für seine Bearbeitung und beauftragte ihn mit der Fertigstellung der gesamten Arbeit.

Unterschenkelbrüche [1]).

Es gelangten in den bezeichneten 5 Jahren an 259 Verletzten 264 Unterschenkelbrüche zur Beobachtung und Behandlung. Fünf Verletzte wiesen also Brüche beider Unterschenkel auf. Eine Übersicht über das Alter der Verletzten und das Geschlecht gibt folgende Tabelle:

Jahre	Männer	Frauen
0— 9	3	0
10—19	63	1
20—29	68	0
30—39	39	0
40—49	48	0
50—59	36	2
60—69	4	0
Gesamt	261	3

Die geringe Zahl der Frauen ist nicht verwunderlich, da es sich ja in der Hauptsache um Verletzte aus dem bergbaulichen Betriebe handelt. Die Höchstzahl an Brüchen kommt demnach auf das 20. bis 29. Lebensjahr. In dem schweren bergmännischen Betriebe können in erster Linie namentlich in den schwierigen wirtschaftlichen Verhältnissen der Nachkriegszeit nur die kräftigsten und leistungsfähigsten Männer beschäftigt werden. Das sind bei unserer Industriebevölkerung vorwiegend die Männer des dritten Jahrzehntes. Da aber nicht nur im dritten, sondern vorwiegend auch im vierten Jahrzehnt die Bergleute die schwerste, nämlich die Gesteinshauerarbeit leisten, und der Stein- und Kohlefall eine der Hauptverletzungsarten darstellt, so erscheint der starke Abfall der Verletzungsfrequenz vom dritten zum vierten Jahrzehnt verwunderlich. Diese Tatsache dürfte vielleicht einen Hinweis dafür abgeben, daß eben viele

---

[1]) Auszugsweise unter Einbeziehung des Jahres 1924 vorgetragen auf der 50. Tagung der Deutschen Gesellschaft für Chirurgie.

Unfälle im dritten Jahrzehnt nicht allein auf gewissermaßen unvermeidbare Vorkommnisse des Betriebes zurückzuführen sind, sondern auch auf jugendlichen Leichtsinn und Unachtsamkeit.

Verletzungsart.

Über die Art des Zustandekommens der Verletzung unterrichtet folgende Übersicht:

Stein- und Kohlefall, Verschüttung	95
Quetschungen zwischen Wagen, Balken usw.	22
Auffallen von Wagen	23
Angefahrenwerden von Wagen	10
Von Puffern getroffen	1
Überfahrungen von Gruben- bzw. Eisenbahnen	11
Förderseilverletzungen	5
Förderkorb-Aufzugverletzungen	17
Auffallen schwerer Gegenstände	28
Absturz	21
Schlag von Hebeln	2
Fehltritt, Ausgleiten	7
Transmissionsverletzung	3
Gasexplosion	1
Spiel- und Kraftübungen	3
Verschiedenes	10
Summe	259

Wie schon betont, stehen die durch Stein- und Kohlefall hervorgerufenen Brüche demnach bei weitem an erster Stelle, sie machen nicht weniger als $36,6\,^0/_0$ aller Unterschenkelfrakturen aus. Hierbei handelt es sich vorzugsweise um eine Verletzungsart, die auf gewisse vielfach eben trotz aller gebotenen Vorsicht unvermeidbare Zufälligkeiten im bergmännischen Betriebe zurückzuführen ist. Diese Verletzungsform ist als die im Bergbau typische zu bezeichnen. Sie bildet auch in der überwiegenden Mehrzahl die Ursache der Todesfälle (Beckenbrüche, Wirbelbrüche usw.). Diese Verletzungen ereignen sich dadurch, daß die Leute beim Abbau unter hereinbrechende Kohle- oder Gesteinsmassen geraten, oder daß sich große Steine, sogenannte „Sargdeckel", welche in der weichen und nachgiebigen Kohle sitzen, plötzlich durchbrechen und den Bergmann unter sich begraben. Anders verhält es sich mit dem Zustandekommen der übrigen Frakturen. Die Quetschungen zwischen den stützenden Balken, d. h. der Zimmerung oder zwischen einzelnen Förderwagen usw. sind, wie die Durchsicht der Unfallverhandlungen gezeigt hat, oft genug nur durch Unachtsamkeit und Bequemlichkeit hervorgerufen worden. Die Leute kriechen bei Betriebsstörungen zwischen die Wagen, erleiden dadurch häufig nicht nur Verletzungen an den Beinen, selbst Überfahrungen, sondern oft genug auch schwere Beckenbrüche und Bauchquetschungen. Fast ein Fünftel $= 19,7\,^0/_0$ aller Brüche ist durch das Auffallen von Wagen und anderen schweren zum Betriebe gehörigen Gegenständen zustande gekommen. Hierbei spielt das Umfallen entgleister Wagen beim Versuche des Einhebens eine große Rolle. Auch diese Verletzungsform könnte man direkt als typisch bezeichnen. Die Verletzung ist, wie die Verhandlungen gezeigt haben, in einer großen Zahl der Fälle vermeidbar. Während aber bei den Quetschungen vorwiegend der Verletzte selbst auch die Schuld

trägt, trifft bei der letztgenannten Verletzungsart oft den Arbeitskameraden
die Verantwortung. Die Leute lassen es an der nötigen Warnung fehlen oder
warnen zu spät, so daß der Verletzte sich nicht mehr rechtzeitg in Sicherheit
bringen kann. Gerade die durch die Quetschung und das Auffallen von Wagen
hervorgerufenen Brüche fallen vorwiegend in das zweite und dritte Jahrzehnt
und bedingen mit die hohe Zahl der Frakturen in diesem Altersabschnitt. Die
Förderkorb-Aufzugverletzungen ereignen sich, abgesehen von den wenigen durch
Seilriß hervorgerufenen Förderkorbunglücken, ebenfalls fast ausschließlich
durch Unachtsamkeit und Unaufmerksamkeit.

Bruchart und Bruchform.

Aus der Übersicht über das Zustandekommen der Brüche geht auch hervor,
daß es sich in der überwiegenden Zahl der Fälle um sehr schwere Gewalteinwirkungen handelt, Gewalteinwirkungen, welche nicht nur zum Bruch des
Knochens geführt haben, sondern meist auch zu einer schweren Schädigung der
den Knochen bedeckenden Weichteile. So ist die hohe Zahl der komplizierten
Brüche verständlich, es sind von den 264 Brüchen nicht weniger als 95 Brüche
primär kompliziert gewesen. Von diesen 95 Brüchen waren 28 Frakturen = 29,4 %
Durchstechungsfrakturen mit einer oder mehreren Durchstechungswunden,
52 Brüche = 54,7 % wiesen mehr oder weniger große Wunden mit Freilegung der
Knochenenden und Zertrümmerungen des Knochens auf, 15 weitere Frakturen endlich stellten ausgedehnte Zertrümmerungen von Muskulatur und
Knochen dar. 17 ursprünglich unkomplizierte Brüche wurden durch Nekrosen
bildungen an der Nahtstelle oder Vereiterung von Hämatomen nachträglich
kompliziert.

Über die Zahl der einzelnen Bruchformen und ihre Verteilung auf das
Alter unterrichtet beifolgende Übersicht.

Verteilung der Unterschenkelbrüche aufs Alter und die einzelnen
Bruchformen.

Bruchform	Alter							Gesamt
	0—9	10—19	20—29	30—39	40—49	50—59	60—69	
Biegungsbrüche .	2	25	41	23	23	17	—	131
Querbrüche . . .	—	12	3	4	1	1	—	21
Spiralbrüche . . .	1	4	7	4	6	4	1	27
Schrägbrüche . .	—	8	6	4	7	5	—	30
Splitterbrüche . .	—	1	2	2	2	2	—	9
Zertrümmerungs- brüche	—	3	10	2	7	10	3	35
Epiphysenlösungen	—	10	—	—	—	—	—	10
Flötenschnabel- brüche	—	—	—	—	1	—	—	1
Gesamt	3	63	69	39	47	39	4	264

Nahezu die Hälfte aller Brüche = 49,6 % sind Biegungsbrüche, welche
zwischen 20 und 29 Jahren mit 41 Fällen die Höchstzahl in diesem Dezennium erreichen. In großem Abstande folgen dann die übrigen Bruchformen,

und zwar an zweiter Stelle die Zertrümmerungsbrüche mit 13,2 %, die Schrägbrüche mit 11,3 %, die Spiralbrüche mit 10,2 % und die Querbrüche mit 7,9 %.
Unter den Querbrüchen ist das zweite Dezennium am bevorzugtesten, denn
über die Hälfte dieser Bruchform entfällt auf die genannte Altersstufe.

Bei einer Nachforschung, wie sich die einzelnen Bruchformen auf die verschiedenen Abschnitte des Unterschenkels verteilen, ergibt sich die bemerkenswerte Tatsache, daß über ein Drittel aller Brüche = 34,9 % supramalleolärer
Natur sind. Dann folgen der Häufigkeit nach die Brüche im mittleren Drittel
des Unterschenkels mit 22,8 % und darauf die Frakturen, welche sich am Über-
gang vom mittleren zum unteren Drittel befinden, mit 18,2 % (vgl. die Übersicht).

Verteilung der Unterschenkelbrüche in ihren Bruchformen auf die
Bruchhöhe.

Bruchform	supra-malleolär	unteres Drittel	Übergang zwischen mittlerem und unterem Drittel	mittleres Drittel	Übergang zwischen oberem und mittlerem Drittel	oberes Drittel	
Biegungsbrüche	37	12	25	49	5	3	131
Querbrüche . .	10	2	3	3	1	2	21
Spiralbrüche . .	4	10	9	2	2	--	27
Schrägbrüche .	14	4	7	1	—	5	31
Splitterbrüche .	6	1	1	—	—	1	9
Zertrümme-rungsbrüche .	11	3	3	5	3	9	34
Epiphysen-lösung . . .	10	—	--	—	--	--	10
Gesamt	92	32	48	60	11	20	263 [1]

Die Häufigkeit der supramalleolären Frakturen dürfte durch die anatomischen
Verhältnisse begründet sein, die Knochen des Unterschenkels sind an dieser
Stelle am dünnsten und von Weichteilen am wenigsten geschützt. Zum andern
mag auch die Eigenheit der beruflichen Tätigkeit zur Häufigkeit beitragen.

Behandlung.
(Allgemeines.)

Bei den zahlreichen Begutachtungen von uns nicht behandelten Frakturen
konnte man eine unbefriedigende Heilung in der Regel auf zwei Hauptursachen
zurückführen. Entweder war die Dislokation der Bruchstücke nicht hinreichend
beseitigt, oder aber es waren die benachbarten Gelenke, bei den Unterschenkelbrüchen vorwiegend das Fußgelenk, erheblich versteift. Oft genug vereinigten
sich beide Schäden. In ersterem Falle war infolge ungenügender Röntgenaufnahmen für eine sorgfältige Einrichtung der Fraktur nicht hinreichend Sorge
getragen worden. Selbst wenn aber zunächst eine korrekte Einrichtung

---

[1] Eine völlige Zertrümmerungsfraktur ist in die Berechnung nicht einbezogen.

geglückt war, dürfte es an der Möglichkeit gefehlt haben, im zirkulären unterpolsterten Gipsverband die korrigierte Stellung wegen Rücksichtnahme auf
die Zirkulationsverhältnisse aufrecht zu erhalten. Entweder schwoll das gebrochene Bein noch weiter an, so daß der Verband aufgeschnitten werden mußte,
oder aber es kam mit dem Abschwellen der Extremität eine Lockerung der
Bruchenden im Verband zustande. Schließlich wurden bei Anwendung des
zirkulären Gipsverbandes meistens, und damit komme ich auf die zweite Hauptursache unbefriedigender Heilung, getreu der alten Regel, bei einem Bruch die
benachbarten Gelenke zu fixieren, das Knie-, stets aber das Fußgelenk mit
in den Verband hineingenommen. Eine medico-mechanische Nachbehandlung
war dann erst nach erfolgter Konsolidation, d. h. nach oft wochenlanger Fixation
der Gelenke möglich. In dieser Zeit sind dann, namentlich bei älteren Menschen,
funktionelle Schädigungen eingetreten, die auch eine der anatomischen Heilung
angefügte wochenlange medico-mechanische Nachbehandlung nicht mehr zu
beseitigen vermag.

Aus diesen ganzen Erwägungen heraus haben wir stets bei sämtlichen
Frakturen vor der Einrichtung eine sorgfältige Röntgenaufnahme in zwei
Richtungen (seitlich und von der Streck- nach der Beugeseite) vorgenommen.
Denn erst durch eine Aufnahme in zwei Ebenen ist die für die spätere Einrichtung
so notwendige Orientierung über die Abweichung der einzelnen Bruchstücke
möglich. Sämtliche Einrichtungen wurden in Narkose durchgeführt, in der
Mehrzahl der Fälle genügte der kurze Chloräthylrausch, namentlich, wenn
vorher eine Morphium- oder Narkophin-Skopolamin-Injektion verabfolgt
worden war. Die Reposition geschah dann bei gebeugtem Knie durch kräftigen
Zug und Gegenzug, wobei eine intensive Durchtastung an der Bruchstelle weiterhin über die genaue Lage der Bruchenden unterrichtete. Um die Bruchstücke
nach erfolgreicher Reposition in ihrer Retention hinreichend zu fixieren, fand
dann als Normalverfahren die von v. Brunn zur Methode erhobene U-förmige
Gipsschiene Verwendung, welche die durch den zirkulären Gipsverband bedingten
Nachteile vermeidet. Da diese Schiene auch heute noch wenig bekannt ist,
uns aber, wie weiter unten die Ergebnisse der Behandlung zeigen werden, ganz
ausgezeichnete Dienste geleistet hat, bringe ich in Anlehnung an v. Brunn[1])
noch einmal eine kurze Beschreibung dieser Schiene und der Art ihrer Anlegung.

Die Schiene wird in der Weise hergestellt, daß auf einem Stück Köper
oder einem Stück Stärkebinde, welches der Länge der beabsichtigten Schiene
entspricht, eine angefeuchtete Gipsbinde so lange hin und hergerollt wird, bis
die Schiene etwas weniger als Fingerdicke erreicht hat. Dann werden die Ränder
dieses Gipsstreifens je nach der beabsichtigten Breite der Schiene umgeschlagen.
Diese Schiene wird vor Beginn der Reposition fertig gemacht, darauf folgt die
Einrichtung, was in der Regel nur 1—2 Minuten in Anspruch nimmt. Nun
wird die noch vollkommen schmiegsame Schiene, welche dicht unterhalb des
Kniegelenkes beginnt, an der Außenseite des Unterschenkels angelegt. Sie
biegt dann um die Fußsohle herum und steigt auf der Innenseite des Unterschenkels wieder bis zur Kniegegend herauf. Die Schiene wird unmittelbar

---

[1]) v. Brunn: Zur Behandlung der Knochenbrüche insbesondere mit Gipsschienen.
Münch. med. Wochenschr. 1920. 2.

auf die Haut ohne jede Unterpolsterung mit einer feuchten Mullbinde angewickelt. Nach wenigen Minuten ist die Gipsschiene dann fest geworden. Wichtig
ist dabei, den Zug an dem gebrochenen Unterschenkel so lange aufrecht zu
erhalten, bis die Schiene erhärtet ist. Diese U-förmige Schiene gibt dann der
gebrochenen Extremität eine ausgezeichnete Festigkeit, der Verletzte ist sofort
in der Lage, das gebrochene Bein ohne Schmerzen von der Unterlage zu erheben.
Die Schiene hat, um es noch einmal zu betonen, den Vorteil, daß sie ganz indi-
viduell ist, sie kann genau dem gebrochenen Gliede anmodelliert, sie kann im
Gegensatz zum zirkulären Gipsverband sofort bei der frischen Fraktur ohne
jede Unterpolsterung angelegt werden.

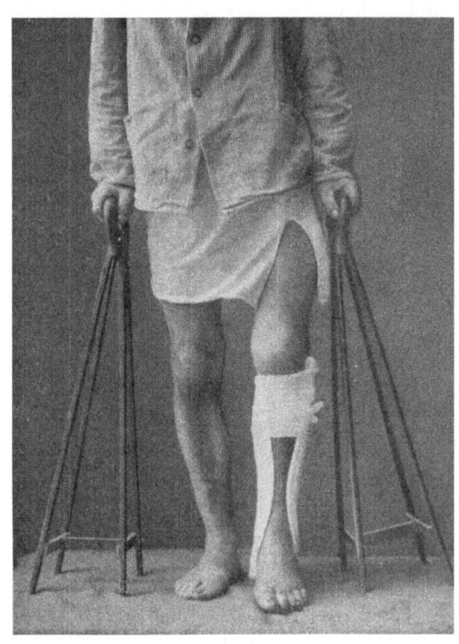

Abb. 1.   U förmige Gipsschiene naeh
v. Brunn.

Die Gefahr von Zirkulationsstörungen
ist wenig zu fürchten, da nur ein
verhältnismäßig kleiner Abschnitt des
Unterschenkels im unnachgiebigen Gips
liegt, während der größere Umfang des
Beines von der Mullbinde bedeckt ist,
die durch das Trocknen etwas weiter
wird. Sollten aber wirklich einmal
Umlaufsstörungen auftreten, so kann
jederzeit die Mullbinde abgewickelt werden, die Schiene bleibt infolge der
genauen Anpassung und leichten Ver-
klebung mit der Haut an dieser fest
haften. Der Unterschenkel wird durch
Anwickeln einer trockenen Mullbinde
auf's neue fixiert, die Stellung der
Bruchstücke erleidet in keiner Weise
eine Gefährdung. Die Beweglichkeit
des Fußgelenkes in dieser Schiene ist
nicht unerheblich, die Festigkeit der
Schiene gestattet es dem Verletzten,
falls der Bruch unkompliziert ist, in
zwei bis drei Tagen das gebrochene Bein
zu belasten, d. h. herumzulaufen. Zur Unterstützung des Ganges finden bei
uns ausschließlich die Teufelschen Gehbänkchen Verwendung. Die Benutzung
von Krücken halten wir wegen der Gefahr der Druckschädigung und aus
psychischen Gründen nicht für angebracht (vgl. Abbildung).

Nach 10 bis 14 Tagen, wenn die erste Verkittung der Bruchenden eingetreten ist, wird die Schiene zum Zwecke der Massage- und gymnastischen
Behandlung zum ersten Male abgenommen, die Gefahr einer Verschiebung
ist kaum mehr vorhanden, da die Schiene ja vermöge ihrer individuellen Art
genau dem gebrochenen Gliede wieder angepaßt werden kann.

Einzelheiten der Behandlung der unkomplizierten Brüche.

Von den 152 unkomplizierten Brüchen starben vier Verletzte bald nach
der Einlieferung infolge anderer, gleichzeitig erlittener schwerer Verletzungen
(Halswirbelbruch, Rippenbrüche, Beckenbrüche) teils im Shock, teils infolge

Fettembolie, wie die Autopsie erwies. Einem Verletzten mußte infolge Gangrän nach drei Tagen der Unterschenkel abgesetzt werden, die Präparation der Gefäße ergab, daß sie von der scharfen Kante eines Knochenendes zerrissen worden waren. Von den verbliebenen 147 Brüchen wurden 25 zunächst verbandlos behandelt, indem der gebrochene Unterschenkel zwischen zwei Sandsäcken ruhiggestellt wurde. Nach 14 Tagen wurde dann vielfach den Verletzten eine U-Schiene angelegt, um sie möglichst schnell zum Laufen und zum Belasten des gebrochenen Beines zu veranlassen. 111 Verletzte wurden ausschließlich mit der U-förmigen Gipsschiene behandelt. In neun weiteren Fällen wurde zunächst der gebrochene Unterschenkel auf eine Braunsche Schiene gelagert und mit Hilfe eines Steinmannschen Nagels am Fersenbein extendiert. Einmal wurde anstatt des Nagels die Schmerzsche Klammer verwendet. Der Extensionsbehandlung wurden nur die für die Reposition ungünstigen Schrägbrüche des unteren Drittels vorbehalten mit der typischen Abweichung des unteren Bruchstückes nach außen und hinten zu. Hier war eine genügende Reposition infolge der starken Muskelverkürzung oft genug nicht möglich, die Bruchstücke der Tibia rutschten an den schrägen Flächen immer wieder ab. In diesem Falle hat die Extension auf der Braunschen Schiene, unter Umständen in der ersten Zeit durch seitliche Züge unterstützt, für die Reposition gute Dienste geleistet. 14 Tage später, nach Eintritt der Korrektur und einer gewissen Festigung an der Bruchstelle, wurde dann ebenfalls eine U-Schiene angelegt. Nur drei Verletzte verblieben bis zur völligen Konsolidation des Bruches in dem Extensionszug. In zwei Fällen endlich wurde aus besonderen Gründen (Verbrennung, Weichteilwunden der Wadengegend) zunächst eine Gipsschiene an der Streckseite des Unterschenkels von der Kniegegend über den Fußrücken hinwegreichend angelegt, später wurde dann hier die Extensionsbehandlung in der üblichen Weise durchgeführt.

Behandlung der komplizierten Brüche.

Von 95 primär komplizierten Brüchen mußten acht sofort nach der Einlieferung wegen völliger Unterbrechung der Nerven- und Gefäßversorgung des verletzten Unterschenkels amputiert werden. Es wurde dabei viermal die Amputatio cruris, dreimal die Amputation nach Gritti ausgeführt. Einmal mußte im unteren Drittel des Oberschenkels abgesetzt werden, es handelte sich dabei um eine völlige Zertrümmerung des oberen Unterschenkelabschnittes mit großen Weichteilwunden über das Kniegelenk hinaus. In drei Fällen kam es am dritten, bzw. am 7. und 12. Tage zur Gangrän, so daß ebenfalls die Absetzung notwendig wurde. Sechs Verletzte starben kurz nach der Einlieferung, teils an den Folgen anderer gleichzeitig erlittener Verletzungen (Schädelbrüche, Oberschenkelbrüche, Brustquetschung), teils infolge der erlittenen Unterschenkelbrüche (Zertrümmerung beider Unterschenkel). Rechnet man diese 17 Fälle für die weitere Behandlung ab, so verbleiben noch 78 primär komplizierte Frakturen der weiteren Betrachtung. Sämtliche 28 Durchstechungsfrakturen wurden wie die unkomplizierten Brüche behandelt. Von einer eigentlichen Wundexzision wurde Abstand genommen, aus der Durchstechungswunde heraushängendes, gequetschtes Gewebe wurde abgetragen, die Wunde primär durch Naht geschlossen. Im Chloräthylrausch wurde die Reposition vorgenommen und die schon beschriebene Gipsschiene angelegt. Bei allen übrigen Frakturen, die oft sehr große Wunden aufwiesen, war stets der Grundsatz maßgebend, alles geschädigte, gequetschte und beschmutzte Gewebe möglichst radikal zu entfernen. Die Wunden wurden also im Sinne der Friedrichschen Forderungen breit exzidiert bis auf die Muskulatur. Hervorquellende, zerquetschte Muskelfetzen wurden mit flachen Scherenschlägen abgetragen. Lediglich das Periost wurde, auch wenn es etwas beschmutzt schien, mit Rücksicht auf seine große physiologische Bedeutung möglichst geschont. Die beschmutzten Knochenenden wurden mit der Knochenzange etwas abgetragen. Von einer tiefgehenden Revision wurde mit Rücksicht auf Keimverschleppung Abstand genommen. Ebenso wurde der Eingriff nie in Blutleere ausgeführt, um die Gefahr der Thrombenbildung in dem schon ohnehin durch die erhebliche Quetschwirkung schwer geschädigten Gewebe — es handelte sich meistens um Wirkungen auf den gesamten Querschnitt des Gliedes — nicht unnötig zu steigern. Hierbei sind wir uns wohl bewußt gewesen, nicht alles geschädigte Muskelgewebe entfernt zu haben, es wäre bei den oft sehr ausgedehnten Gewalteinwirkungen einfach eine Unmöglichkeit gewesen. Eine Ausspülung der Wunde mit antiseptischen Lösungen fand nie statt. Es wurden lediglich mitunter die durchgespießten Knochenenden mit Phenolkampfer abgerieben.

Reposition.

Beim Freiliegen der Bruchenden in der Wunde wurde mit Hilfe zweier Knochenhaken stets eine blutige Verzahnung vorgenommen, was meist ohne jede Mühe möglich war. Einen ungünstigen Einfluß auf die Kallusbildung haben wir bei diesen Fällen nicht beobachtet. Ließ sich eine derartige Verzahnung nicht ohne weiteres bewerkstelligen, so wurde der Bruch ganz wie eine subkutane Fraktur durch Zug und Gegenzug nach vorangegangenem Schluß der Wunde reponiert. Sämtliche komplizierten Frakturen wurden primär durch lückenlose Naht geschlossen. Auf eine Lückenlosigkeit der Naht wurde besonderer Wert gelegt. Wesentliches Augenmerk wurde stets darauf gerichtet, den verletzten Knochen mit Weichteilen, insbesondere das dicht unter der Haut liegende Schienbein wieder mit Haut zu decken. Die Erfüllung dieser Forderung stieß häufig genug infolge der starken Quetschung und der dadurch oft sehr beträchtlichen Hautschädigung auf große Schwierigkeiten. Jede Hautspannung im Bereiche der Gewalteinwirkung wurde peinlichst vermieden. Das war oft genug nur dadurch möglich, daß fernab von der Frakturstelle entspannende Hautschnitte angelegt werden mußten. Die sekundären Hautdefekte wurden mit gutem Erfolge durch Hautverpflanzung nach Thiersch gedeckt; auch Lappenverschiebungen kamen in einer Anzahl von Fällen zur Anwendung, doch sind wir in letzter Zeit von diesen Verschiebungen etwas abgekommen, da es mitunter nachträglich noch zu gangränösen Störungen im Bereiche dieser Lappen gekommen ist. Man kann eben oft den Grad der primären Hautschädigung nicht übersehen.

Verband.

Die überwiegende Zahl aller komplizierten Brüche, nämlich 84 Fälle, wobei die nachträglich komplizierten 17 Frakturen mit eingerechnet sind, wurde genau so wie die unkomplizierten Brüche in der schon geschilderten U-förmigen

Gipsschiene fixiert. Bei der großen Festigkeit, welche die U-förmigen Gipsschienen dem gebrochenen Gliede verleihen, ist dieses Verfahren auch bei den komplizierten Brüchen unbedenklich. Grundsätzlich wurde auch hier im bewußten Gegensatz zu der bisherigen Auffassung das Kniegelenk vom Verbande freigelassen. Das Bein wurde dann für etwa 8 bis 10 Tage zwischen zwei Sandsäcken ruhig gestellt. Traten nach dieser Zeit keine auf Infektion hinweisende Temperaturen auf, so verließen die Verletzten ebenfalls das Bett, ohne daß dabei nachteilige Folgen beobachtet wurden. Kam es im Verlauf der Behandlung zu Nekrosen und Abszeßbildungen, so wurde die U-Schiene zunächst entfernt und der Unterschenkel vorübergehend auf eine Braunsche Schiene in einen Calcaneuszug gelegt bei offener Wundbehandlung. Waren die akuten Erscheinungen abgeklungen, und machte sich allmähliche Festigung an der Bruchstelle geltend, so wurde an den Unterschenkel wieder eine Gipsschiene angelegt. Zu diesem Vorgehen sind wir im ganzen 12 mal genötigt worden. Bei großen Knochenzertrümmerungen mit ausgedehnten Wunden und schweren Hautschädigungen wurde der Unterschenkel von vornherein auf einer Braunschen Schiene in die beschriebene Extension gebracht. Die Belastung des Zuges schwankte anfangs zwischen 15 und 20 Pfund. Es wurde auch hierbei stets die offene d. h. verbandlose Wundbehandlung durchgeführt. Beim Auftreten großer Nekrosen leistete die Dauerberieselung mit Dakinlösung gute Dienste zur beschleunigten Reinigung der Wunde. In dieser Weise wurden 10 Fälle behandelt. Wir sind uns dabei bewußt gewesen, hierbei manchmal den Versuch einer Erhaltung des Beines gemacht zu haben, wo anderen Orts die primäre Amputation ausgeführt worden wäre. Als Indikation für die Absetzung im Verlauf der ersten acht Tage haben wir aber nur die Gangrän des peripheren Gliedabschnittes angesehen. Unsere Erfahrungen mit der Braunschen Schiene sind ausgezeichnet gewesen, eine mangelnde Fixation der Bruchstücke durch den Extensionsverband ist uns nicht aufgefallen. Aber selbst, wenn diese Fixation keine so sichere, wie in zirkulären Brückengipsverband ist, so glauben wir doch, daß dieser Nachteil durch die Vorteile völliger Übersichtlichkeit und die Möglichkeit frühzeitiger mobilisierender Behandlung aufgewogen wird.

Andere Fixationsverbände fanden nur ausnahmsweise Verwendung. So wurde einmal nach Abnahme der U-Schiene ein gefensterter Gipsverband, ein andermal ein Brückengipsverband nachträglich angelegt, in drei Fällen kam im späteren Verlauf der Behandlung eine Gipsschiene an der Streckseite des Unterschenkels zur Anwendung, welche bis über den Fußrücken hinweg reichte. Hier lagen jedesmal besondere Verhältnisse vor, wie ausgedehnte Wunden an der Beugeseite des Unterschenkels oder Drainöffnungen, denen ein guter Abfluß gesichert werden mußte. Dreimal schließlich wurde nachträglich eine seitliche Gipsschiene zur Fixation verwendet, welche bischofsstabartig die Fußgelenksgegend und den Fuß umgab. Auch hier lagen besondere Verhältnisse vor.

Die weitere Nachbehandlung bewegte sich in den gleichen Bahnen wie bei den unkomplizierten Brüchen. Die sehr ausgiebige medico-mechanische Behandlung wurde stets vor Abschluß der anatomischen Heilung begonnen, d. h. in dem Augenblick, wo die Infektion abgeklungen war, die Wunden sich gereinigt hatten und in Abheilung begriffen waren. Verbliebene größere

Hautdefekte wurden in fünf Fällen durch Hautverpflanzung nach Réverdin zur Abheilung gebracht. Kleinere Defekte heilten verhältnismäßig schnell unter direkten Bierschen Heftpflasterverklebeverbänden. Zehnmal mußte nach erfolgter Festigung des Bruches eine Sequestrotomie vorgenommen werden. In sechs Fällen stieß sich im Verlauf der Heilung ohne Eingriff ein Sequester ab.

Fixation der Bruchenden mit Fremdkörpern.

Eine blutige Fixation der Bruchenden mittels Fremdkörpern wurde im ganzen zehnmal ausgeführt, und zwar wurde in neun Fällen eine Lanesche Klammer und einmal eine Drahtschlinge zur Fixation verwendet. Die Fixation wurde nur dann vorgenommen, wenn das Vorliegen der Bruchenden dieses Vorgehen ohne Mühe gestattete. Nur in einem Falle fand die Klammerung eines unkomplizierten Bruches 15 Tage nach der Verletzung statt, weil eine wiederholte Reposition nicht zum Ziele führte. Bei den anderen neun Fällen wurde die Fixation sofort gelegentlich der Wundversorgung ausgeführt. Die Drahtfixation scheidet für die weitere Betrachtung aus, der Unterschenkel verfiel der Gangrän und mußte am 7. Tage abgesetzt werden. Daß in diesem Falle gelegentlich der Wundversorgung eine Unterbindung eines der beiden Hauptgefäße stattgefunden hätte, ist nach Lage des Falles nicht wahrscheinlich. Nur einer von den verbliebenen acht Fällen heilte primär, obwohl hier die Wunde fast die ganze Innenseite des Unterschenkels einnahm. Der Verletzte stand am 13. Tage mit der U-Schiene auf. Am 24. Tage kam es jedoch über der Laneschen Klammer zu einer kleinen Hautnekrose, so daß am 58. Tage von einem kleinen Schnitt aus die Klammer wieder entfernt werden mußte. Am 93. Tage war der Bruch fest. In sechs Fällen kam es über der Klammer zu Hautnekrosen, die z. T. die Stahlklammer vollkommen freilegten. Im Gefolge dieser Nekrose traten dann mehrmals Abszeßbildungen auf, stets mußte die Klammer später entfernt werden. Bei einem Verletzten kam es schließlich noch zur Amputation des Beines, doch konnte durch diesen Eingriff der Tod an Sepsis nicht mehr aufgehalten werden. Ein anderer Patient ging an einer Broncho-Pneumonie zugrunde. Bei den für die weitere Beurteilung verbliebenen sechs Fällen trat fünfmal Konsolidation zwischen dem 91. und 133. Tage ein. Ein Bruch blieb pseudarthrotisch. Hier lag der Fall insofern ungünstig, als es sich um einen 59 Jahre alten, verbrauchten Mann handelte, bei dem die Schiene mitsamt den sequestrierten Knochenenden entfernt wurde und eine sehr weite Knochenlücke zustande gekommen war.

Heilergebnisse.

Unkomplizierte Brüche.

Von den unkomplizierten 152 Frakturen war bei 146 Brüchen — wenn man von den zwei bei der Einlieferung infolge anderer Verletzungen eingetretenen Todesfällen absieht und von einem weiteren Fall, der infolge Gangrän amputiert werden mußte — die Konsolidation durchschnittlich nach 48,1 Tagen eingetreten. Die Konsolidation galt dann als vorhanden, wenn der Verletzte beim Herumlaufen der Schiene entraten konnte. Die durchschnittliche Dauer der Gesamtbehandlung, d. h. des Zeitraumes, der vom Unfalltage bis zur Wiederaufnahme der Arbeit verging, betrug 68,4 Tage, also rund sieben Wochen. Über die Konsolidationsdauer bei den einzelnen Bruchformen und den verschiedenen Altersstufen unterrichtet beifolgende Übersicht. Es findet sich darin die bekannte Tatsache bestätigt, daß die reinen Querbrüche zur Konsolidation am längsten Zeit beanspruchen.

Durchschnittsdauer der Konsolidationszeit im Verhältnis zum Alter und der Bruchform bei den unkomplizierten Brüchen.

Bruchform	0—9	10—19	20—29	30—39	40—49	50—59	Durchschnittl. Gesamtkonsolidationszeit
Biegungsbrüche . .	20,0	33,9	49,7	45,5	54,8	49,1	42,1
Querbrüche . . .	—	35,2	—	168,2 (zweimal verzög. Konsol.)	30,0	—	77,8
Spiralbrüche . . .	—	25,6	52,0	42,2	56,5	38,8	43,0
Schrägbrüche . . .	—	25,0	40,7	76,5	63,1	50,0	51,1
Splitterbrüche . .	—	—	61,0	—	62,0	41,0	54,6
Zertrümmerungsbrüche	—	—	65,5	—	32,0	36,0	44,5
Epiphysenlösung .	—	34,3	—	—	—	—	34,3
Durchschnittliche Konsolidationszeit	20,0	30,8	53,7	83,1	49,7	42,9	—

Durchschnittliche Gesamtkonsolidationszeit = 48,1 Tage.

Bei zwei Verletzten kam es zur Pseudarthrosenbildung.

Bei einem 28jährigen Mann mit Schrägbruch im unteren Drittel des Unterschenkels trat trotz sofortiger aktiver und passiver mobilisierender Behandlung keine Konsolidation ein. 205 Tage nach dem Unfall wurde durch eine Spanverschiebung die Bruchstelle überbrückt und der Unterschenkel in einer U-Schiene fixiert. Konsolidation 26 Tage nach der Operation, Entlassung am 273. Tage nach dem Unfall.

Im zweiten Falle handelte es sich um die Refraktur eines alten supramalleolären Bruches. Hier war bei dem 23jährigen Verletzten nach 6 Monaten noch keine Festigung eingetreten. Pseudarthrosenoperation mit Hilfe einer Spanverschiebung, entlassen 9 Monate nach dem Unfall mit voller Festigkeit an der Bruchstelle bei freier Beweglichkeit sämtlicher beteiligten Gelenke.

Bei der Operation wurde stets ein im Querschnitt keilförmiger Span aus dem oberen Bruchende des Schienbeines entnommen, wobei darauf geachtet wurde, daß die Spitze des Keiles an der Markhöhle Anteil hatte. Sorgfältig wurde alles zwischen den Knochenenden liegende Bindegewebe entfernt, die Knochenenden wurden angefrischt und die beiderseitigen Markhöhlenabschnitte, soweit der Span reichte, eröffnet. Fixation des Spanes mit Fremdkörpern (Draht) wurde unterlassen, Vermeidung jeder Hautspannung über dem verpflanzten Span.

Funktionelle Resultate.

Ausschlaggebend für die spätere Gebrauchsfähigkeit des Unterschenkels ist neben guter Achsenstellung, gleicher Beinlänge und guter Beweglichkeit im Kniegelenk auch eine ausreichende Exkursionsfähigkeit im Fußgelenk. Diese Beweglichkeit des Fußgelenks wurde stets derart geprüft, daß der Verletzte, der sein Bein auf der Unterlage gestreckt liegen hatte, genötigt wurde, die Fußspitze extrem nach aufwärts, bzw. nach abwärts zu bewegen. Mit dem Winkelmesser von Möltgen wurde dann der nach der Streckseite zu offene Winkel zwischen Achse des Unterschenkels und des Fußes ermittelt. Diese Exkursion ist naturgemäß bei gestrecktem Bein geringer, als bei einer Beugung im Kniegelenk. Braus hält bei gebeugtem Knie eine Exkursion von 60 bis 90 Grad für normal. Wir haben uns an Hand unserer sehr zahlreichen Begutachtungen auch von Leuten, welche an der unteren Extremität keine Verletzung aufwiesen, daran gewöhnt, eine Aufwärtsbewegung des Fußes (Dorsalflexion) bis zu 75 Grad, und eine Abwärtsbewegung desselben (Plantarflexion) bis zu 125 Grad als noch normal zu bezeichnen. Eine Beweglichkeit zwischen 85 und 120 Grad betrachten wir als mittlere Exkursionsfähigkeit, eine Bewegungsfähigkeit unter diesen Werten als unbefriedigend.

Unter Zugrundelegung dieser Einteilung war bei 96 Verletzten, d. h. 65,7 % bei Beginn der Arbeitsaufnahme die Fußgelenksbeweglichkeit normal, in 33 Fällen = 22,6 % war eine mittlere Bewegungsfähigkeit zu verzeichnen, und bei 17 Verletzten = 11,6 % die Beweglichkeit unbefriedigend. Eine Versteifung des Fußgelenkes konnte bei keinem Verletzten festgestellt werden. Von den mit einer unbefriedigenden Funktion geheilten 17 Fällen waren drei mit Lagerung des Beines auf der Braunschen Schiene und anfänglicher Extension behandelt worden, drei verbandlos, die übrigen 11 mit der U-Schiene. Bei 2 dieser Brüche handelte es sich um Zertrümmerungs-, bzw. Splitterfrakturen. Die Mehrzahl der Brüche, nämlich 10 war supramalleolärer Art, fünfmal lag die Fraktur ebenfalls noch im unteren Drittel, nur in zwei Fällen war sie im oberen, bzw. mittleren Drittel des Unterschenkels lokalisiert. Die große Mehrzahl dieser Verletzten war mittleren Alters, im Durchschnitt 41,4 Jahre. Die Konsolidationszeit betrug etwas länger als der berechnete Durchschnitt, nämlich 54,7 Tage. Angesichts dieser Werte dürfte wohl die Hauptursache der schlechten Beweglichkeit in dem höheren Alter der Verletzten und der dadurch bedingten schlechteren Regenerationsfähigkeit der Gewebe zu suchen sein. Arthritische Veränderungen in den Gelenken sind nur ganz ausnahmsweise beobachtet worden.

Verkürzungen des Unterschenkels

nach Abschluß der Behandlung waren nur in geringem Umfange zu verzeichnen. Bei 108 Fällen = 73,9 % war keine Verkürzung eingetreten, 10 Verletzte = 10,8 % wiesen eine solche von 0,5 cm auf, 17 = 11,6 % von 1 cm, 5 = 3,4 % von 1,5 cm, 3 = 2 % von 1 cm, 1 = 0,6 % von 2,5 cm, und 2 = 1,3 % von 3 cm.

Die ausführlichen Messungen gelegentlich der Entlassung und bei den späteren Begutachtungen haben auch eine sichere Feststellung der durch den Bruch verursachten Muskelatrophien ermöglicht. Diese Feststellungen sollen ja von besonderem Wert für die Beurteilung der zunehmenden Stütz- und Tragfähigkeit des Beines sein. Ebenso waren die Zirkulationsstörungen an den Unterschenkeln und ihr allmähliches Abklingen aus den vorliegenden Akten genau zu ermitteln. Nachstehende Tabelle gibt zunächst in Prozentzahlen eine Übersicht über die Atrophien des Ober- und Unterschenkels nach Abschluß der Behandlung, nach Verlauf eines und nach Ablauf von zwei Jahren. Der Berechnung liegt eine Beobachtung an 137 Fällen zugrunde.

Atrophien.

Oberschenkel.

Minderumfang	Nach Abschluß der Behandlung	Nach 1 Jahr	Nach 2 Jahren
6,5 cm	0,7 %	Keine Atrophie 48,1 %,	Keine Atrophie 75,2 %,
6,0—4,0 „	4,3 „		
3,9—2,5 „	21,1 „	Umfangszunahme 46,7 %,	Umfangszunahme 18,9 %,
2,4—1,5 „	40,2 „		
1,4—1,0 „	13,3 „		
0,9—0,5 „	12,4 „	Derselbe Zustand 5,2 %.	Derselbe Zustand 5,9 %.
Darunter	8,0 „		

Unterschenkel.

Minderumfang	Nach Abschluß der Behandlung	Nach 1 Jahr	Nach 2 Jahren
5,5—4,0 cm	5,1 %	Keine Atrophie 37,2 %,	Keine Atrophie 60,6 %,
3,9—2,5 „	14,6 „		
2,4—1,5 „	22,6 „	Umfangszunahme 43,8 %,	Umfangszunahme 21,9 %,
1,4—1,0 „	19,7 „		
0,9—0,5 „	11,7 „	Derselbe Zustand 2,9 %.	Derselbe Zustand 1,5 %.
Darunter	10,2 „		

Aus dieser Aufstellung ergibt sich, daß nach Abschluß der Behandlung bei der großen Mehrzahl aller Verletzten zunächst eine mehr oder weniger deutliche Atrophie am Ober- und Unterschenkel zustande gekommen ist. Diese Tatsache ist deswegen sehr beachtenswert, weil es sich vorwiegend um Leute in den besten Lebensjahren und junge Menschen handelt, sodann aber, weil meist nach ganz wenigen Ruhetagen sofort — und darauf wurde besonders Wert gelegt — mit der aktiven Betätigung des Gliedes begonnen wurde. Vermutlich hat die unvermeidliche Schonung des Beines dann doch zu der Atrophie geführt. Im übrigen verhält sich die Größe der Atrophie ziemlich proportional zur Dauer der Konsolidationszeit, zu dem Alter des Verletzten und der Länge der Gesamtbehandlungszeit.

Über den Umfang der Zirkulationsstörungen gibt weiterhin die folgende Übersicht Auskunft. Auch dieser Tabelle liegen Ermittlungen an den erwähnten 137 Fällen zugrunde.

Ödeme.

Nach Abschluß der Behandlung	Nach 1 Jahr	Nach 2 Jahren
Geringe Spuren . . 32,8°/₀	Spuren . . . . . 8,0°/₀	Spuren . . . . . . 5,8°/₀
Deutliche Schwellung, durch Mehrumfang gekennzeichnet . 16,0°/₀	Mehrumfang infolge deutl. Schwellung 9,5°/₀	Mehrumfang infolge Schwellung . . . 0,7°/₀
Frei von Störungen . 51,1°/₀	Frei von Störungen 82,5°/₀	Frei von Störungen . 93,4°/₀

Bei den Zirkulationsstörungen ist der Umfang der Schwellung vorwiegend bedingt durch das Alter des Verletzten. Die Störungen sind außerdem naturgemäß um so anhaltender und umfangreicher, wenn schon vor dem Unfall durch Krampfaderbildungen bereits Neigung zu Kreislaufstörungen vorhanden war.

Erwerbsverminderungen.

Die zur Feststellung der bestehenden Erwerbsverminderung in bestimmten Zeitabschnitten vorgenommenen Nachuntersuchungen mit ihren ausführlichen Befunden geben eine sichere und objektive Grundlage für die Beurteilung des Schicksals jeder einzelnen Fraktur. So konnte die überwiegende Mehrzahl aller Fälle — 144 an der Zahl — auf Grund des vorliegenden Aktenmaterials weiter verfolgt und die allmähliche Wiederherstellung der vollen Arbeitsfähigkeit des Verletzten ermittelt werden. Da sämtliche Unfälle erst wenige Jahre zurückliegen, so konnten der Gleichmäßigkeit wegen bei den späteren Ermittlungen zunächst nur die ersten zwei dem Unfall folgenden Jahre Berücksichtigung finden.

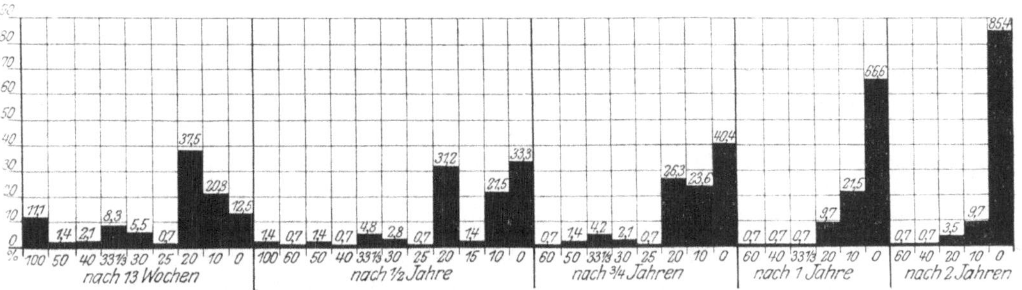

Abb. 2. Erwerbsverminderungen der unkomplizierten Unterschenkelbrüche (144 Frakturen).

Maßgeblich für die Herabsetzung einer Rente waren in erster Linie Besserung des funktionellen Verhaltens, Fortfall von Zirkulationsstörungen, sowie Zunahme des Muskelumfanges am gebrochenen Bein, worin der sicherste Beweis für eine Besserung der Funktionstüchtigkeit des Gliedes erblickt wurde. Außerdem wurde vor jeder neuen Untersuchung seitens der Berufsgenossenschaft von der Zeche eine bis ins einzelne gehende Arbeitsauskunft über den Verletzten eingeholt und erst, wenn sich herausgestellt hatte, daß der Verletzte die gleiche oder eine gleichwertige Arbeit wie vor dem Unfall verrichtete, wurde zur Herabsetzung bzw. Streichung der Rente geschritten. Der Vollständigkeit halber sei erwähnt, daß für die Errechnung der Tabellen stets der Zeitpunkt der ärztlichen Untersuchung maßgebend war. Zwischen dieser und der Bescheiderteilung an den Verletzten, d. h. dem Zeitpunkt des wirklichen Eintritts der Rentenminderung lagen in der Regel vier bis sechs Wochen. In den beifolgenden Tabellen geben die Zahlen in der Horizontalen die verschiedenen Grade der Erwerbsverminderung, ausgedrückt in Prozentsätzen an, wobei die volle Arbeitsunfähigkeit = 100 gesetzt ist, in der Vertikalen bzw. über den einzelnen Säulen finden sich die errechneten Prozentsätze der Verletzten, die die am Fuße des einzelnen Balkens verzeichnete Rentenhöhe beziehen (s. Abb. 2).

Es ergibt sich dann die bemerkenswerte Tatsache, daß von den unkomplizierten Brüchen mit Ablauf der 13. Woche, also der Zeit, bei welcher bisher die Pflichtleistung der Berufsgenossenschaft einsetzte, bereits $12,5\,^0/_0$ der Verletzten so weit wiederhergestellt war, daß eine meßbare Erwerbsverminderung nicht mehr festgestellt werden konnte. Schon nach 13 Wochen stehen die niedrigen Rentensätze, die sogenannten Angewöhnungsrenten im Vordergrunde, während die hohen Renten nur einen verschwindenden Bruchteil ausmachen. $11,1\,^0/_0$ der Verletzten war nach Ablauf von 13 Wochen noch zu $100\,^0/_0$ erwerbsunfähig, d. h. stand noch in Behandlung. Nach Ablauf eines halben Jahres sind bereits $33,3\,^0/_0$, nach einem Jahre $66,6\,^0/_0$, und nach zwei Jahren $85,4\,^0/_0$ der Verletzten frei von jeder Erwerbsbeschränkung.

Heilergebnisse der komplizierten Brüche.

Bei den komplizierten Brüchen ist die Dauer der Behandlung naturgemäß wesentlich länger. Sie beträgt im Durchschnitt 145,6 Tage. Bezieht man die Behandlungszeit der sekundär amputierten sieben Fälle in die Berechnung ein, so ergibt sich eine durchschnittliche Behandlungsdauer von 180,7 Tagen. Die durchschnittliche Konsolidationszeit betrug — berechnet an 81 Fällen — 77,1 Tage. Im Gegensatz zu den unkomplizierten Brüchen steht hier die Zeit der Konsolidation zur Dauer der Gesamtbehandlung in einem gewissen Mißverhältnis. Diese Tatsache findet ihre Erklärung in der Notwendigkeit einer viel längeren Nachbehandlung. Die mobilisierende Behandlung nach der mit Rücksicht auf die Infektion anfänglich länger notwendigen Ruhigstellung der Extremität erfordert wesentlich mehr Zeit und ist bedeutend mühsamer. Dann aber wurde die Behandlung in vielen Fällen durch die Abstoßung von Sequestern, Sequestrotomien, Abheilung von Narbengeschwüren usw. wesentlich verzögert. Eine Berechnung der durchschnittlichen Konsolidationsdauer in der Verteilung auf das Alter und die einzelnen Bruchformen, wie bei den unkomplizierten Brüchen erschien daher bei den komplizierten Brüchen angesichts anderer zufälliger, aber eine ausschlaggebende Bedeutung darstellender Ursachen zwecklos.

In zwei Fällen kam es zur Pseudarthrosenbildung. Einer dieser Fälle ist bereits gelegentlich der Besprechung der Fixation der Bruchstelle mit der Laneschen Schiene erwähnt worden. In einem weiteren Falle handelte es sich um einen schweren supramalleolären Bruch mit ausgedehnten Hautnekrosen. Es mußten mehrmals Sequestrotomien vorgenommen werden. Die Entlassung erfolgte am 278. Tage nach dem Unfall mit einem Schienenschuh, es bestand an der Bruchstelle noch deutliche Federung. Ein halbes Jahr später war jedoch volle Festigung eingetreten.

Funktionelle Ergebnisse.

Legen wir für die Beurteilung der Beweglichkeit im Fußgelenk die gleichen Daten zugrunde wie bei den unkomplizierten Brüchen, bezeichnen also eine Beweglichkeit zwischen 75 Grad und 125 Grad als normal, betrachten eine Aufwärtsbewegung bis 85 Grad und eine Abwärtsbewegung des Fußes bis 120 Grad als mittlere Beweglichkeit und eine Exkursionsfähigkeit unter diesen Werten als unbefriedigend, so ergibt sich unter 85 untersuchten Fällen 34 mal, d. h. bei 40 $\%$ eine normale Beweglichkeit, 23 mal, d. h. in 27 $\%$ eine mittlere und bei 28 Verletzten $= 32,9\%$ eine unbefriedigende Beweglichkeit. Unter diesen 28 Fällen war es dreimal zu einer völligen Versteifung im Fußgelenk gekommen. Diese im Gegensatz zu den unkomplizierten Brüchen wesentlich schlechteren Ergebnisse haben ihre Ursache in größeren, vielfach nicht primär heilenden Wunden des unteren Unterschenkeldrittels bzw. in langwierigen Eiterungsvorgängen in der Nähe des Fußgelenkes. Es kommt dann bei der Abheilung naturgemäß zu erheblichen Schrumpfungsvorgängen von Faszien und Sehnen und Schwielenbildungen, schließlich auch zu Schrumpfungsvorgängen und Verklebungen im Bereich der Gelenkkapsel, also zu Veränderungen, die selbst durch nachdrücklichste medico-mechanische Nachbehandlung nicht mehr restlos zu beseitigen sind. Diese Veränderungen würden sich naturgemäß nicht in dem Umfang ausbilden können, wenn ihrer Entwicklung nicht durch die mit Rücksicht auf die Eiterung bedingte Ruhigstellung des Gliedes Vorschub geleistet würde. Endlich trägt auch die Extensionsbehandlung, die in vielen Fällen wegen der ausgedehnten Wunden recht lange beibehalten werden mußte, ebenfalls Schuld. Denn Bewegungsübungen im Zuge unterliegen stets einer erheblichen Beschränkung, da sich die Achse des frakturierten Knochens und des Zuges sehr bald so weit gegeneinander verschieben, daß die Gefahr einer erneuten Mobilisierung der Fragmente sehr nahe rückt.

Zu

Verkürzungen

ist es infolge der oft sehr ausgedehnten Knochendefekte naturgemäß hier häufiger gekommen als bei den unkomplizierten Brüchen. 50 $\%$ der Frakturen wiesen keinerlei Verkürzung auf, 7,7 $\%$ eine solche bis zu 0,5 cm, 10,6 $\%$ bis zu 1 cm, 12,1 $\%$ bis zu 1,5 cm, 6 $\%$ bis zu 2 cm, 4,5 $\%$ bis zu 2,5 cm, 1,5 $\%$ bis zu 3 cm, 4,5 $\%$ bis zu 4,5 cm, und endlich 3 $\%$ bis zu 5 cm.

Der Berechnung der Umfangsverhältnisse des frakturierten Beines lagen 74 Fälle zugrunde. Ein Vergleich dieser Statistik mit der der unkomplizierten Brüche zeigt, daß, wie zu erwarten war, bei den komplizierten Brüchen die Atrophien durchschnittlich von größerem Umfange sind. Bis auf wenige Ausnahmen hat die Muskulatur des Oberschenkels stets einen Minderumfang aufzuweisen, am Unterschenkel ist, abgesehen von den Fällen, wo durch Zirkulationsstörungen sogar ein Mehrumfang zustande gekommen war, stets beim Abschluß der Behandlung eine Atrophie zurückgeblieben. Diese Tatsache findet durch die wesentlich längere Behandlungszeit, die längere Ruhigstellung des Beines und die vermehrte Schonung desselben ihre genügende Erklärung. Die größere Schwere der Verletzung macht es auch verständlich, daß die Muskelzunahme bei den komplizierten Brüchen länger auf sich warten läßt, als bei den unkomplizierten. Während schließlich zwei Jahre nach dem Unfall bei den unkomplizierten Brüchen bereits 60,6% keine Minderung der Oberschenkelmuskulatur mehr aufwies, sind es bei den komplizierten Brüchen nur 35,1%. Auffallend ist bei den komplizierten Brüchen das Auftreten von Umfangsvermehrungen am Oberschenkel des verletzten Beines. Diese Tatsache ist vorwiegend bei den Verletzten festgestellt worden, die längere Eiterungen an der Bruchstelle mit der üblichen Beteiligung der regionären Lymphbahnen durchgemacht haben. Diese Feststellung möge ein Hinweis dafür sein, auch am Oberschenkel die Umfangsverhältnisse sehr sorgfältig und kritisch zu prüfen. Ein Mehrumfang des Oberschenkels an dem vom Unfall betroffenen Bein wird sehr schnell durch einige Rückfragen seine Aufklärung finden, aber auch bei gleichen Umfangsverhältnissen sollte man sich bei der Beurteilung der Gebrauchsfähigkeit des Beines dieser Fehlerquelle bewußt sein.

Atrophien bei den komplizierten Unterschenkelbrüchen.

Oberschenkel.

cm	Nach Abschluß der Behandlung	Nach 1 Jahr	Nach 2 Jahren
5,5—4,0 cm	0,4% d. Verl.	Keine Atrophie 13,5%	Keine Atrophie 35,1%
3,9—2,5 „	31,0 „ „ „	Umfangszunahme 70,2%	Umfangszunahme 54,0%
2,4—1,5 „	36,4 „ „ „	Derselbe Zustand 9,5%	Derselbe Zustand 5,4%
1,4—1,0 „	10,9 „ „ „	Mehrumfang durch Störungen 6,8%	Mehrumfang durch Störungen 5,4%
0,9—0,5 „	2,7 „ „ „		
Darunter	2,7 „ „ „		
Umfangszunahme	6,8 „ „ „		

Unterschenkel.

cm	Nach Abschluß der Behandlung	Nach 1 Jahr	Nach 2 Jahren
5,5—4,0 cm	10,9% d. Verl.	Keine Atrophie 12,2%	Keine Atrophie 31,0%
3,9—2,5 „	31,0 „ „ „	Umfangszunahme durch Kräftigung 62,1%	Umfangszunahme durch Kräftigung 50,0%
2,4—1,5 „	22,9 „ „ „	Derselbe Zustand 13,5%	Derselbe Zustand 8,1%
1,4—1,0 „	12,2 „ „ „		
0,9—0,5 „	8,1 „ „ „		
Umfangszunahme durch Störungen	14,8% d. Verl.	Besserung der Störungen 12,2%	Besserung der Störungen 10,9%

Nicht verwunderlich ist es aus den eben erwähnten Gründen, daß bei den komplizierten Brüchen die Umlaufsstörungen erheblich größer sind als bei den unkomplizierten Fällen. Nur ein Drittel aller Frakturen ist frei von Zirkulationsstörungen bei Abschluß der Behandlung, bei den unkomplizierten Frakturen ist es die reichliche Hälfte. Auch der Rückgang dieser Schädigungen nimmt bei den komplizierten Frakturen wesentlich längere Zeit in Anspruch und ist bei weitem nicht so vollständig wie bei den subkutanen Frakturen.

Umfang der Zirkulationsstörungen	Bei Abschluß der Behandlung	Nach 1 Jahr	Nach 2 Jahren
Spuren	52,7 %	31,0 %	28,3 %
Umfangsvermehrung . . .	14,8 ,,	12,2 ,,	10,9 ,,
Frei von Zirkulations- störungen	32,4 ,,	56,7 ,,	60,8 ,,

Erwerbsverminderung.

Der Rentenberechnung der komplizierten Unterschenkelbrüche liegen 78 Fälle zugrunde. Die Amputationsfälle sind in diese Berechnung mit einbezogen (s. Abb. 3). Die Anzahl der Verletzten, die innerhalb der ersten zwei Jahre nach dem Unfall ihre volle Erwerbsfähigkeit wiedererlangten, ist bei den komplizierten Brüchen naturgemäß wesentlich geringer als bei den unkomplizierten Frakturen. Sie beträgt aber immerhin 38 %.

Zusammenfassung.

Im bergbaulichen Betriebe ist im zweiten und dritten Dezennium der Unterschenkelbruch am häufigsten. (Steinfall, Kohlefall.)

Infolge der schweren Gewalteinwirkungen ist die Zahl der primär komplizierten Brüche sehr hoch. Die Schädigung beschränkt sich meistens nicht nur auf den Knochen, sondern trifft den ganzen Querschnitt der Extremität.

Zur Fixation der Bruchstücke fand als Normalverfahren die von v. Brunnsche U-Schiene Verwendung, welche bei sicherer Fixation der Bruchenden volle Bewegungsfähigkeit des Kniegelenkes gewährleistet und auch eine genügende Bewegung im Fußgelenk zuläßt.

Die kurze Zeitspanne, die zwischen dem Abschluß der Gesamtbehandlung und dem Zeitpunkt der Konsolidation liegt, beweist die Richtigkeit der von uns stets vertretenen Auffassung, daß die medico-mechanische Behandlung der anatomischen Heilung parallel gehen muß und ihr nicht erst angefügt werden darf.

Andere Verbandmethoden fanden nur in besonderen Fällen Verwendung.

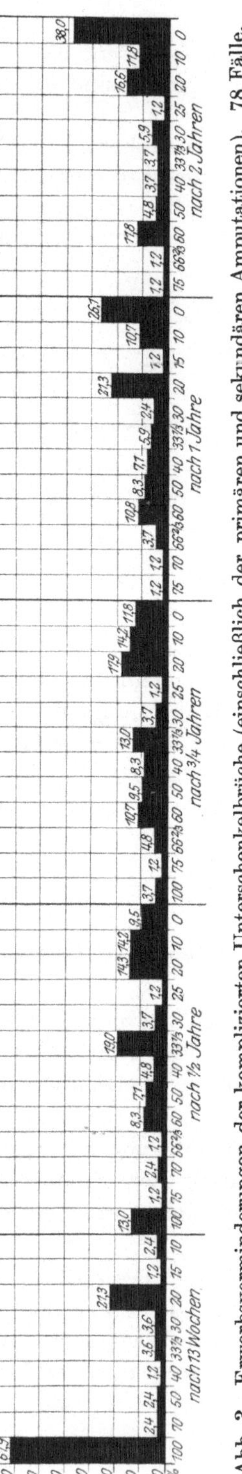

Abb. 3. Erwerbsverminderungen der komplizierten Unterschenkelbrüche (einschließlich der primären und sekundären Amputationen). 78 Fälle.

Die komplizierten Brüche wurden prinzipiel durch primäre Wundnaht geschlossen. Die guten Heilerfolge beweisen die Richtigkeit dieser Maßnahme. Lagen die Bruchenden frei, so fand eine blutige Verzahnung der Bruchstücke statt. Von einem Einbringen fixierender Fremdkörper ist bei den komplizierten Brüchen dringend abzuraten. Die Erfolge sind durchaus schlecht. Der frakturierte Knochen ist unter allen Umständen mit Weichteilen zu decken. Zu Lappenverschiebungen ist hierbei weniger zu raten als zur Anwendung von Entspannungsschnitten, da man oft die primäre Schädigung der Haut nicht genügend beurteilen kann. Bei Zertrümmerungsfrakturen mit großen Wunden ist zunächst zur Extensionsbehandlung bei Lagerung des Beines auf einer Braunschen Schiene zu raten. Die offene, d. h. verbandlose Wundbehandlung hat in allen Fällen gute Dienste geleistet.

Pseudarthrosenbildungen ereigneten sich im ganzen nur dreimal. Bei ihrer Beseitigung hat die Spanverschiebung sich gut bewährt.

Die Dauer der Gesamtbehandlungszeit ist als sehr kurz zu bezeichnen, sie ist wesentlich kürzer als sie bisher in den wenigen in der Literatur vorhandenen Arbeiten festgestellt worden ist.

Hand in Hand mit der kurzen Dauer der Behandlung, d. h. der schnellen Wiederherstellung der funktionellen Fähigkeiten gehen auch die geringen Sätze der Erwerbsverminderung. Es handelt sich überwiegend nur um die Gewährung sogenannter Angewöhnungsrenten, d. h. Renten von 10 bis 20%. Nach zwei Jahren weisen von den unkomplizierten Brüchen bereits 85,4%, von denen mit komplizierten Brüchen behafteten Verletzten 38% eine meßbare Erwerbsverminderung nicht mehr auf.

Isolierte Schienbeinbrüche.

An isolierten Schienbeinbrüchen konnten wir in den bezeichneten fünf Jahren 115 Fälle behandeln. Davon betrafen 88 Frakturen den Schienbeinschaft und 27 den inneren Knöchel.

Die Altersübersicht ergibt auch hier das von den Unterschenkelbrüchen her bekannte Bild, nämlich ein erhebliches Überwiegen der Frakturen zwischen dem 10. und 29. Lebensjahr.

Alter.

Alter	Schaft		Innerer Knöchel	
	Männer	Frauen	Männer	
1— 9	4	1	—	
10—19	28	2	10	
20—29	28	—	7	
30—39	8	—	5	
40—49	10	—	1	
50—59	7	—	3	
60—69	—	—	1	
Gesamt	85	3	27	= 115

Der Abfall zum vierten Dezennium ist hier noch schroffer als bei den Unterschenkelbrüchen und läßt die dort angeführten Gründe für die Häufung der Frakturen in dem gekennzeichneten Lebensabschnitt erst recht gelten.

Für die Berechtigung dieser Auffassung spricht auch wieder der Verletzungsmodus. Nicht weniger als 20 Frakturen kamen durch Quetschungen zwischen Wagen usw. und 31 durch Auffallen von Wagen und schweren Gegenständen zustande. Es zeigt sich, daß genau wie bei den Unterschenkelbrüchen die Einwirkung durch direkte Gewalt bei weitem im Vordergrunde steht.

Im einzelnen ergibt sich hinsichtlich der Verletzungsart folgende Übersicht:

Durch Stein- und Kohlefall . . . . 29 Frakturen
Durch Quetschung zwischen Wagen und Balken usw. . . . . 20 „
Durch Auffallen von Wagen und schweren Gegenständen (Schienen,
    Zahnrädern) . . . . 31 „
Förderkorb-Aufzugverletzungen . . . . 3 „
Durch Drahtseile und Kettenzüge . . . . 2 „
Sturz, Fehltritt, Ausgleiten . . . . 17 „
Überfahrung . . . . 8 „
Hängenbleiben zwischen Weichen usw. . . . . 2 „
Schußbruch . . . . 1 „
Verschiedenes . . . . 2 „
                                         Summe 115 Frakturen

Das Überwiegen der direkten oft ungemein schweren Gewalteinwirkung erklärt auch hier die auffallend hohe Zahl der komplizierten Brüche; es waren von den 88 Schaftbrüchen des Schienbeins nicht weniger als 28 Frakturen, also rund ein Drittel, von den 27 Knöchelbrüchen 5 Frakturen kompliziert.

Eine Verschiebung erheblichen Grades war bei den Schaftbrüchen des Schienbeins nur in vereinzelten Fällen zu verzeichnen. Das ist nicht verwunderlich, da ja das nicht mit frakturierte Wadenbein stets als natürliche Schiene wirkte.

Im Gegensatz zur Lokalisation der Bruchstelle bei den Unterschenkelbrüchen, welche im unteren Drittel sich am häufigsten findet, steht hier das mittlere Drittel mit seiner Frequenz an erster Stelle. Auffallend ist auch die große Zahl der Spiralbrüche, welche durch mechanische und anatomische Gründe erklärlich erscheinen. In zwei Fällen verlief die Bruchlinie fast über den gesamten Schaft.

Verteilung der Schienbeinbrüche auf Bruchhöhe und Bruchart.

Bruchform	Schienbein-kopf	Übr. oberes Drittel	Mittleres Drittel	Unteres Drittel	Schaftlänge
Biegungsbruch . .	—	8	25	9	—
Schrägbruch . . .	4	—	1	5	—
Spiralbruch	—	1	6	8	2
Querbruch	—	—	5	2	—
Zertrümmerungs bruch	—	5	5	2	—
Gesamt	4	14	42	26	2

Behandlung.

Eine Reposition der Schaftbrüche war aus den schon erwähnten Gründen nur in wenigen Fällen erforderlich. 42 Brüche wurden rein verbandlos behandelt, bei 9 Verletzten wurde nachträglich eine U-förmige Gipsschiene angelegt, um ihnen möglichst schnell das Laufen wieder zu ermöglichen. 34 mal wurde primär eine U-Schiene angewickelt und nur in drei Fällen — es handelte sich dabei zweimal um schwer komplizierte Brüche — wurde der Unterschenkel zunächst auf einer Braunschen Schiene mit einem Extensionszuge gelagert, welcher am Fersenbein angriff. Die Brüche des inneren Knöchels wurden bis auf wenige Ausnahmen verbandslos behandelt.

Ergebnisse.

Die Gesamtbehandlungsdauer bei den unkomplizierten Schaftbrüchen betrug 55,9 Tage, die Konsolidationszeit 30,6 Tage. Hierbei fand sich die Tatsache voll bestätigt, daß die Konsolidation um so schneller eintrat, je ausgedehnter die Bruchlinie war (Spiralbrüche).

Die unkomplizierten Brüche des inneren Knöchels beanspruchten eine durchschnittliche Gesamtbehandlungsdauer von 50,3 Tagen, der Zeitpunkt der Konsolidation konnte nicht immer mit absoluter Sicherheit festgestellt werden.

Funktionelle Resultate.

Bei den unkomplizierten Schaftbrüchen des Schienbeins fand sich unter den 60 Fällen 52 mal eine freie Beweglichkeit im Fußgelenk beim Abschluß der Behandlung, viermal lag diese Beweglichkeit unter 80, bzw. 120 Grad. Mehrfach war es bei den Brüchen des oberen Schienbeindrittels und vornehmlich des Schienbeinkopfes zu Störungen der Beweglichkeit im Kniegelenk gekommen. So war in zwei Fällen nur eine Beugefähigkeit bis zu 55 Grad und einmal bis zu 70 Grad verblieben. Bei einem Verletzten entwickelte sich im Anschluß an einen derartigen, in das Kniegelenk hineinreichenden Bruch eine Arthritis deformans, in einem anderen Fall war eine Schädigung des Bandapparates eingetreten. Man konnte in erheblichem Umfange seitliche Wackelbewegungen im Kniegelenk auslösen.

Bei den unkomplizierten Brüchen des inneren Knöchels war in 19 Fällen die Beweglichkeit im Fußgelenk bei der Entlassung unbehindert, drei Verletzten war eine mittlere Beweglichkeit im Fußgelenk verblieben.

Die komplizierten Brüche des Schienbeins.

Sämtliche komplizierten Brüche wurden primär durch Naht verschlossen. Alles geschädigte und beschmutzte Gewebe wurde in der üblichen Weise abgetragen. Bei der Hälfte der komplizierten Brüche des Schienbeins, d. h. 14 mal trat primäre Heilung ein, bei 4 weiteren Verletzten bildeten sich Randnekrosen, ohne daß eine Infektion der Bruchstelle eintrat. Hierbei handelte es sich jedesmal um sehr große Wunden. In 5 Fällen kam es zur Infektion der Bruchstelle; Abszeßspaltungen, Sequestrotomien wurden erforderlich. Dreimal trat infolge der schweren Quetschwirkung Gangrän des Fußes und der benachbarten Abschnitte des Unterschenkels ein, so daß nach Pirogoff bzw. nach Gritti amputiert werden mußte. Bei einem Verletzten mit kompliziertem Schienbeinbruch kam es zur Pseudarthrosenbildung, eine Spanverschiebung gab zunächst Festigung, später trat jedoch auch im Span in Höhe des alten Bruchspaltes Aufhellung ein, schließlich entwickelte sich wieder eine Pseudarthrose.

Die funktionellen Ergebnisse bei den komplizierten Schienbeinbrüchen sind infolge der häufigen primären Heilung im großen und ganzen befriedigend. In 17 Fällen war die Beweglichkeit im Fuß- und Kniegelenk ungestört, 5 mal in mittlerem Grade behindert und 3 mal unbefriedigend. Im Kniegelenk war einmal zunächst eine Beugebehinderung von 70 Grad zurückgeblieben, in einem anderen Falle kam es zur Entwicklung erheblicher arthritischer Veränderungen.

Die Heilergebnisse der komplizierten Brüche des inneren Knöchels sind wenig befriedigend. Nur einer der fünf Brüche heilte primär mit guter Beweglichkeit im Fußgelenk. In zwei Fällen kam es zur Vereiterung des Fußgelenkes und zur Versteifung desselben, zweimal mußte amputiert werden, einmal wegen Gangrän, im anderen Falle wegen Gasbrand. Hier hatte der Verletzte am selben Bein noch einen komplizierten Unterschenkelbruch erlitten. Der Knöchelbruch bildete mehr den Nebenbefund. 28 Tage nach dem Eingriff ging der Verletzte an Sepsis zugrunde. Die durchschnittliche Behandlungsdauer der komplizierten Brüche des inneren Knöchels betrug 212,6 Tage.

Erwerbsverminderungen.

Der Berechnung der Erwerbsverminderungen der unkomplizierten und komplizierten Schienbeinschaftbrüche liegen 70 Fälle zugrunde. Darunter sind sämtliche komplizierten Fälle berücksichtigt (Abb. 4). Bei 7,14 % der Verletzten war bei Beginn der 14. Woche die Behandlung noch nicht abgeschlossen; es handelt sich hier vorwiegend um die Amputationsfälle sowie um den Verletzten mit der späteren Pseudarthrosenbildung. In 60 % der Fälle war nur noch eine geringe Angewöhnungsrente erforderlich, bei 14,3 % bestand keine meßbare Erwerbsverminderung mehr. Ein halbes Jahr nach dem Unfall sind bereits 54,4 % aller Verletzten in ihrer Erwerbstätigkeit nicht mehr meßbar beeinträchtigt und nur noch 33 % beziehen weiterhin kleine Angewöhnungsrenten. Ein Jahr nach der Verletzung sind 70 % und zwei Jahre nach dem Unfall 80 % aller Verletzten im wirtschaftlichen Sinne wiederhergestellt (vgl. die Kurve). Sieht man bei den Brüchen im Bereiche des **inneren Knöchels** von den 5 komplizierten Fällen ab, von denen ja einer im Anschluß an andere schwere Verletzungen nachträglich zugrunde ging, von dem Amputationsfall, welcher eine Dauerrente von 60% erhielt und den Verletzten mit Versteifungen im Fußgelenk mit einer Rente von 30, bzw. 25%, so ergibt sich, daß nach 13 Wochen bei 7,4% der Verletzten noch eine Erwerbsverminderung von 20%, bei 33,3% eine solche von 10% und bei 59,2% keine meßbare Erwerbsverminderung mehr vorhanden war. Ein halbes Jahr nach dem Unfall bestand bei 7,4% noch eine Erwerbsverminderung von 20%; 18,5% der Verletzten bezogen eine Rente von 10%, beim Rest, d. h. bei 74% war eine Erwerbsverminderung nicht mehr festzustellen. Ein Jahr nach der Verletzung bezogen nur noch 3,7% der Verletzten eine Rente von 21%, 7,4% eine solche von 10% und 88,8% waren frei von jeder Erwerbsbeschränkung. Zwei Jahre nach dem Unfall endlich war bei keinem der Verletzten eine meßbare Erwerbsverminderung mehr festzustellen.

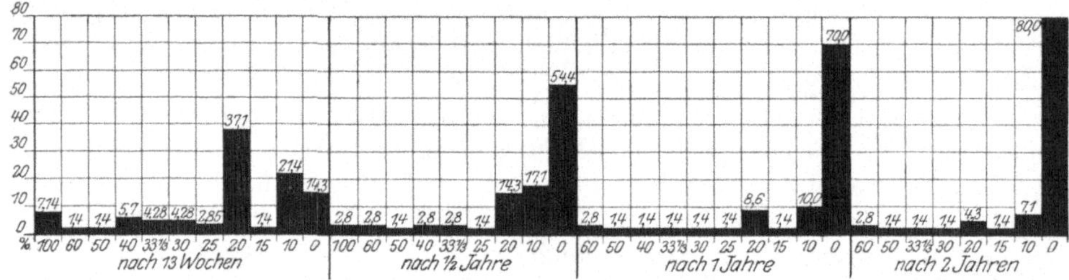

Abb. 4. Erwerbsverminderung der Schienbeinbrüche (unkomplizierte und komplizierte). 70 Fälle.

Isolierte Wadenbeinbrüche.

Die Zahl der von uns behandelten isolierten Wadenbeinbrüche ist verhältnismäßig sehr gering, wenn man sich die sonstige allgemeine Häufigkeit vergegenwärtigt. Das hat seinen Grund darin, daß ein großer Teil der Verletzten gar nicht erst im Krankenhaus Aufnahme findet, sondern von seinem Bezirksarzt zu Haus behandelt wird, oft genug unter der Diagnose „Unterschenkel- oder Knöchelquetschung". Erst bei späteren Nachuntersuchungen haben wir Gelegenheit, diese Brüche dann festzustellen. So sind an Wadenbeinbrüchen im ganzen nur 52 Fälle zur Behandlung gekommen, darunter 29 Brüche des Wadenbeinschaftes und 23 des äußeren Knöchels.

Über die Verteilung der Brüche auf das Lebensalter und das Geschlecht unterrichtet die folgende Übersicht:

Alter.

Alter	Schaft		Äußerer Knöchel	
	Männer	Frauen	Männer	Frauen
10—19	5	—	3	—
20—29	9	1	8	—
30—39	4	—	2	1
40—49	5	—	5	1
50—59	2	—	3	—
60—69	3	—	—	—
Gesamt	28	1	21	2 = 52

Obwohl sich diese Übersicht auf wesentlich weniger Zahlenmaterial stützt als die der Unterschenkelbrüche, so ergibt sie doch ein ähnliches Bild. Die Mehrzahl der Brüche hat sich auch hier zwischen dem 20. und 29. Lebensjahr ereignet.

Während jedoch bei den Unterschenkelbrüchen fast ausschließlich die Fraktur durch Einwirkung direkter Gewalt zustande kam, sind die Wadenbeinbrüche in $40,8\,^0/_0$ auf indirekte Gewalteinwirkung zurückzuführen. Es ergab sich nämlich für das Zustandekommen dieser Verletzung folgende zahlenmäßige Übersicht:

```
Stein- und Kohlefall  . . . . . . . . . . . . . . . . . . . . 12 Brüche
Quetschungen zwischen Wagen, Balken usw. . . . . . . . . .  5   „
Durch Auffallen von Wagen und schweren Gegenständen  . . .  5   „
Förderkorb-Aufzugverletzungen  . . . . . . . . . . . . . .  2   „
Durch Stoß  . . . . . . . . . . . . . . . . . . . . . . . .  5   „
Fehltritt, Ausgleiten, Sturz  . . . . . . . . . . . . . . . 20   „
                                               Summe 52 Brüche.
```

Die Verletzungen, die möglicherweise durch Fahrlässigkeit und Leichtsinn hervorgerufen sein könnten, stehen bei der vorliegenden Bruchform im Hintergrunde.

Unter diesen 52 Brüchen war 4 mal der Bruch kompliziert, es handelte sich dabei stets um Frakturen des Schaftes. In 9 Fällen war es zu einer bemerkenswerten Verschiebung der Bruchstücke gekommen, und zwar 4 mal bei Frakturen im Bereiche des Knöchels. Hierbei hatten drei Verletzte eine typische Abduktionsfraktur mit der Verschiebung des Knöchelendes nach außen zu erlitten, 1 mal war es gleichzeitig zu einer stärkeren Abknickung des peripheren Bruchstückes nach hinten zu gekommen, ein Vorgang, den wir, wenn auch nur andeutungsweise, bei sehr vielen Brüchen des äußeren Knöchels auch späterhin beobachtet haben. Bei den noch verbliebenen Frakturen war gleichfalls eine Verschiebung nach außen eingetreten, nur in einem Falle war das untere Bruchstück nach innen zu in den Zwischenknochenraum abgewichen.

Über die Verteilung der Frakturen auf die Bruchhöhe und die Bruchform bei den Schaftbrüchen unterrichtet beifolgende Tabelle:

Bruchform	Oberes Drittel dicht unter dem Köpfchen	Mittleres Drittel	Unteres Drittel
Biegungsbruch	2	2	17
Zertrümmerungsbruch . . .	1	—	1
Schrägbruch	—	—	2
Spiralbruch	—	—	1
Querbruch	—	—	3
Gesamt	3	2	24 = 29

Noch ausgesprochener als bei den Unterschenkelbrüchen ist auch hier am Schaftteil das untere Drittel betroffen. Der Biegungsbruch ist gleichfalls die bei weitem häufigste Bruchform.

Behandlung.

Nur in den Fällen, wo eine starke Verschiebung zustande gekommen war, wurde nach erfolgter Einrichtung in überkorrigierter Stellung des Fußes die schon beschriebene U-förmige Gipsschiene angelegt, alle übrigen Frakturen wurden verbandlos behandelt. Nach wenigen Tagen wurde stets mit ausgiebigen Bewegungsübungen begonnen. Nach 10 bis 14 Tagen verließ der verbandlos behandelte Verletzte das Bett.

Ergebnisse.

Die durchschnittliche Konsolidationszeit betrug 21,8 Tage, die Dauer der Gesamtbehandlung 46,0 Tage.

Bei den Brüchen des Wadenbeinschaftes war mit Ausnahme von drei Fällen die Beweglichkeit im Fußgelenk bei Abschluß der Behandlung unbehindert, bei den übrigen 3 Fällen zunächst — wenn wir die schon gekennzeichneten Maße zugrunde legen — im mittleren Grade eingeschränkt. Bei 2 dieser Verletzten bildet das Alter, sie sind beide über 60 Jahre, eine hinreichende Erklärung, im 3. Fall war durch eine sehr erhebliche direkte Gewalteinwirkung eine starke Verschiebung des unteren Bruchstückes nach außen die Folge gewesen.

Bei den Brüchen im Bereiche des äußeren Knöchels fand sich in 13 Fällen die Beweglichkeit im Fußgelenk unbehindert, 6 mal war eine mittlere Beweglichkeit bei Abschluß der Behandlung vorhanden, und bei 3 Verletzten lag die Exkursionsfähigkeit wenige Grade unter der Grenze der mittleren Beweglichkeit. Einer von diesen letzten drei Verletzten hatte gleichzeitig einen Bruch des Sprungbeines erlitten.

Die komplizierten Wadenbeinbrüche.

Einige wenige Worte sollen noch den komplizierten Wadenbeinbrüchen gewidmet werden. Alle vier Frakturen waren durch direkte Gewalteinwirkungen zustande gekommen. Die Wunden wurden auch hier primär durch Naht geschlossen. Eine Verletzung gelangte zur primären Heilung mit gutem funktionellem Resultat. Bei einem weiteren Fall trat eine leichte Eiterung an der Bruchstelle auf, ohne jedoch schwerwiegende Folgen zu hinterlassen. Einmal mußte zur Deckung des Weichteildefektes eine primäre Lappenverschiebung und Deckung des sekundären Defektes durch Thiersch-Transplantation vorgenommen werden. Es kam zu einer kleinen Randnekrose. Die Heilung an der Bruchstelle erlitt jedoch keine Komplikationen. Bei der Entlassung war die Beweglichkeit im Fußgelenk frei. Im vierten Falle schließlich war es gleichzeitig zu einer erheblichen Luxation des Fußes nach außen und zu einem komplizierten Sprungbeinbruch gekommen. Das Fußgelenk war breit eröffnet worden. Hier trat, vorwiegend im Anschluß an nekrotische Vorgänge eine Vereiterung des Fußgelenkes ein, so daß im Zusammenhang damit zu einer Amputation im Unterschenkel geschritten werden mußte.

Erwerbsverminderungen.

Von den erwähnten 52 Brüchen des Wadenbeines gelangten 49 zur nachträglichen Untersuchung und Begutachtung. Sieht man von dem Amputationsfall ab, der eine Dauerrente von $50^0/_0$ zur Folge hatte, so ergibt sich für die verbliebenen 48 Fälle folgendes Bild: Bei Beginn der 14. Woche war bei 30 Verletzten $= 62,5^0/_0$ keine Erwerbsverminderung mehr zu verzeichnen, bei 12 Verletzten $= 25^0/_0$ bestand noch eine solche von $10^0/_0$, bei 6 $= 12,5^0/_0$ von $20^0/_0$. Ein halbes Jahr nach dem Unfalle konnte nur noch bei 8 Verletzten, d. h. bei $16,6^0/_0$ eine Erwerbsverminderung von $10^0/_0$ festgestellt werden. Die übrigen Verletzten $= 83,3^0/_0$ waren frei von jeder Erwerbsbeschränkung. 1 Jahr nach dem Unfall endlich bezog nur noch 1 Verletzter eine Rente entsprechend einer Erwerbsverminderung von $10^0/_0$.

Brüche beider Knöchel.

Frakturen beider — des äußeren und inneren Knöchels — wurden bei 50 Verletzten behandelt. Diese Zahl zu verallgemeinern wäre falsch, denn es ist bekannt, daß die Zahl der Knöchelbrüche, bezogen auf die Gesamtzahl aller Frakturen, im gewöhnlichen Leben wesentlich größer ist, vor allem an Häufigkeit die Frakturen des Unterschenkels übertrifft. Auch hier dürfte bei unserem Material die Ursache darin zu suchen sein, daß viele derartige Frakturen zunächst in häuslicher Pflege verbleiben und anfänglich auch nicht mit der nötigen Sicherheit diagnostiziert werden.

Was die Verteilung dieser Frakturform auf die Altersstufen anlangt, so tritt im Gegensatz zu den bisherigen Beobachtungen in der Häufigkeit eine Verschiebung vom 2. und 3. auf das 3., 4. und 5. Dezennium ein, wie beifolgende Übersicht zeigt:

Alter	Männer	Frauen
10—19	7	1
20—29	12	—
30—39	12	—
40—49	10	3
50—59	4	—
60—69	1	—
Summe	46	4 = 50

Diese Tatsache ist begründet durch die Art des Zustandekommens der Verletzung. Denn eine Nachforschung ergibt, daß $28^0/_0$ aller Frakturen auf indirekte Gewalteinwirkungen, wie Sturz, Vertreten und Ausgleiten zurückzuführen sind. Diese Zahl dürfte, wenn man an das sonst übliche Zustandekommen der Knöchelbrüche denkt, welche ja in der größten Mehrzahl sich durch indirekte Gewalteinwirkung ereignen, klein sein, ist aber bei der Eigenart des unserer Arbeit zugrundeliegenden Verletzungsmaterials schon als recht beträchtlich zu bewerten. Im einzelnen unterrichtet folgende Übersicht über das Zustandekommen der Fraktur:

Stein- und Kohlefall	17
Auffallen von Wagen, schweren Gegenständen	7
Vertreten, Ausgleiten	4
Sturz	10
Überfahrung	4
Quetschung zwischen Wagen, Balken usw.	8
	Summe 50

Die Schwere der Gewalteinwirkung erklärt auch im vorliegenden Falle die hohe Zahl der komplizierten Frakturen. Es sind rund 10 Brüche, d. h. $^1/_5$ komplizierter Natur.

Zu einer größeren Verschiebung des Sprungbeines kam es in 22 Fällen, und zwar 18mal zu einer Verschiebung des Fußes nach außen, die in einem Falle zu einer völligen Luxation des Sprungbeines geführt hatte, 4mal war eine größere Verschiebung des Fußes nach innen zustande gekommen.

Behandlung.

Die Reposition wurde stets im Chloräthylrausch ausgeführt. Dabei wurde Wert auf eine Überkorrektur des nach außen abgewichenen Fußes gelegt, d. h. die Gipsschiene wurde stets an den in leichter Klumpfußstellung stehenden Fuß angelegt, um von vornherein jeder Neigung zur Abduktionsstellung des Fußes und Plattfußbildung vorzubeugen. Die Nachbehandlung bewegte sich in den gleichen Bahnen wie bei den Unterschenkelbrüchen. Nach wenigen Tagen verließen die Verletzten das Bett und begannen mit Unterstützung der Gehbänkchen umherzulaufen. Nach 6—8 Tagen wurde die Schiene dann zum ersten Male zur Durchführung der übrigen medico-mechanischen Behandlung abgenommen.

Heilergebnisse.

Die unkomplizierten Brüche bedurften bis zur Konsolidation im Durchschnitt einer Zeit von 29,6 Tagen. Die Gesamtbehandlung nahm durchschnittlich 56,6 Tage in Anspruch.

Bei 22 unkomplizierten Brüchen war bei Abschluß der Behandlung die Beweglichkeit im Fußgelenk frei. In 8 Fällen war eine mittlere Beweglichkeit verblieben und 9mal war die Exkursionsfähigkeit unter 80 bzw. 120 Grad. Zu einer Versteifung im Fußgelenk bzw. zu einer Beweglichkeit von nur wenigen Graden war es nie gekommen. In 2 Fällen konnte außerdem eine erhebliche Beschränkung der Drehbewegungen des Fußes festgestellt werden. Nur einmal ergab sich die Notwendigkeit einer Plattfußeinlage. Bei allen übrigen Frakturen konnte davon Abstand genommen werden. Spätere Nachuntersuchungen haben bei dieser Behandlung niemals eine nachfolgende erhebliche Senk- bzw. Plattfußbildung feststellen lassen. Wir führen diesen Erfolg auf die bei der Einrichtung dem Fuße erteilte und durch die Schiene mit Sicherheit festgehaltene Überkorrektur des Fußes zurück.

Komplizierte Knöchelbrüche.

Fast sämtliche von den uns zur Behandlung zugeführten zehn komplizierten Knöchelbrüchen wiesen schwere Hautschädigungen mit größeren Wunden auf. Die Wunden wurden in der üblichen Weise durch primäre Naht geschlossen, nachdem vorher in das vielfach weit eröffnete Fußgelenk einige ccm Phenolkampfer eingebracht worden waren. Der Weichteildefekt war in einem Falle so groß, daß nach Thiersch Haut auf die Defektstelle transplantiert werden mußte. Leider kam es infolge der schweren Quetschwirkung nachträglich zur Gangrän des Fußes und zur Unterschenkelamputation. Ein anderer Verletzter ging wenige Stunden nach der Einlieferung an den Folgen anderer, gleichzeitig erlittener schwerer Verletzungen (kompl. Ober- und Unterschenkelbruch) zugrunde. Ein weiteres Mal — es handelt sich hier um einen Verletzten, der einen komplizierten Knöchelbruch an beiden Beinen mit einer völligen Luxation des einen Sprungbeins erlitten hatte — trat drei Tage nach dem Unfall Gasbrand auf, so daß die Amputation erfolgen mußte. Auch dieser Verletzte ging zugrunde. In einem weiteren Falle kam es im Anschluß an eine ausgedehnte Nekrosenbildung zur Vereiterung des Fußgelenkes unter Versteifung des Gelenkes in einem Winkel von 90 Grad. Infolge starker Plattfußstellung wurde später noch eine Keilosteotomie ausgeführt. In drei Fällen endlich trat primäre Heilung ein.

Diesen Ausführungen entsprechend verhalten sich auch die funktionellen Ergebnisse bei den komplizierten Brüchen. Bei den 7 zur Beurteilung verbliebenen Verletzten — den Fall mit der Versteifung einberechnet — war 3 mal die Beweglichkeit unbehindert, 1 mal war sie im mittleren Grade vorhanden, und 2 mal war sie unbefriedigend.

Erwerbsverminderungen.

Zur nachträglichen Begutachtung gelangten insgesamt 44 Verletzte. Aus der beifolgenden Tabelle ist der Grad der Erwerbsverminderung in den verschiedenen, dem Unfall folgenden Zeitabschnitten zu ersehen. Die beiden Verletzten mit einer Erwerbsverminderung von $50\,^0/_0$ sind unschwer als die Amputationsfälle zu erkennen.

E.V nach 13 Wochen	E.V. nach $^1/_2$ Jahr	E.V. nach 1 Jahr	E.V. nach 2 Jahren
E.V.$=100\,^0/_0=\ 4,5\,^0/_0$	E.V.$=50\,^0/_0=\ 4,5\,^0/_0$	E.V.$=50\,^0/_0=\ 4,5\,^0/_0$	E.V.$=50\,^0/_0=\ 4,5\,^0/_0$
„ $=\ 50$ „ $=\ 2,3$ „	„ $=40$ „ $=\ 2,3$ „	„ $=30$ „ $=\ 2,3$ „	„ $=30$ „ $=\ 4,5$ „
„ $=\ 20$ „ $=50,0$ „	„ $=25$ „ $=\ 2,3$ „	„ $=25$ „ $=\ 2,3$ „	„ $=20$ „ $=\ 4,5$ „
„ $=\ 25$ „ $=\ 2,3$ „	„ $=20$ „ $=31,8$ „	„ $=20$ „ $=11,4$ „	„ $=15$ „ $=\ 2,3$ „
„ $=\ 10$ „ $=20,4$ „	„ $=10$ „ $=27,3$ „	„ $=10$ „ $=20,4$ „	„ $=10$ „ $=\ 6,8$ „
„ $=\ -$ „ $=20,4$ „	„ $=\ -$ „ $=31,8$ „	„ $=\ -$ „ $=59,1$ „	„ $=\ -$ „ $=77,3$ „

Auch bei dieser Bruchform stehen die sogenannten Angewöhnungsrenten bei weitem im Vordergrunde. Der Grund der auch vielfach in der Literatur veranschlagten recht hohen Schätzung der Erwerbsverminderung bei den Knöchelbrüchen dürfte demnach vielfach weniger in den Folgen der Verletzung als solcher liegen, sondern meistens darin zu suchen sein, daß auch heute noch häufig genug Knöchelfrakturen anfänglich nicht diagnostiziert werden, sondern so lange als Verstauchungen und Fußquetschungen behandelt werden, bis nach Abschwellen der Blutergüsse die Veränderung der knöchernen Umrisse augenfällig in Erscheinung tritt und nun nachträglich erst ein Knöchelbruch diagnostiziert wird. Dann ist es aber meistens für eine Reposition zu spät, und die jetzt entstehende starke Behinderung des Ganges bedingt den hohen Grad der Erwerbsverminderung.

Zusammenfassung.

Auch bei den zuletzt besprochenen drei Frakturformen steht das zweite und dritte Dezennium der Frequenz nach an erster Stelle, eine Ausnahme hiervon machen nur die doppelseitigen Knöchelbrüche.

Bei sämtlichen Bruchformen, nicht nur bei den isolierten Schienbeinbrüchen, sondern auch bei den doppelseitigen Knöchelbrüchen steht die direkte Gewalteinwirkung im Vordergrunde. Die große Zahl komplizierter Brüche findet darin seine Erklärung.

Bei den Frakturen ohne Verschiebung wurde im allgemeinen die verbandlose Behandlung durchgeführt. Später fand auch bei diesen Frakturen die v. Brunnsche U-Schiene Verwendung, da die Beobachtung gemacht worden war, daß die verbandlos behandelten, bettlägerigen Verletzten trotz gründlichster medico-mechanischer Behandlung keineswegs bessere funktionelle Ergebnisse aufwiesen als die Verletzten, welche von Anfang an mit einer Schiene behandelt worden waren.

Bei den komplizierten Brüchen hat sich die primäre Wundnaht sehr gut bewährt. Über die Hälfte der so behandelten Verletzungen heilte primär. Eine nicht primäre Heilung war oft auf Nekrosenbildungen im Bereiche der Bruchstelle zurückzuführen. Bei den komplizierten Knöchelbrüchen wird die Nekrosenbildung durch die Infektion des Fußgelenks besonders verhängnisvoll.

Die gesamten Heilresultate sind nicht nur vom Standpunkte der Behandlungsdauer, sondern auch vom funktionellen Gesichtspunkte aus als sehr günstig zu bezeichnen.

Hand in Hand mit den guten funktionellen Ergebnissen gehen auch die Feststellungen, welche die Beschränkung der Arbeitsfähigkeit betreffen. Soweit es sich nicht um schwere komplizierte Brüche handelt, ist nach zwei Jahren in der großen Mehrzahl der Fälle die alte Erwerbsfähigkeit wieder hergestellt.

Die Brüche des Oberschenkels.

In den genannten 5 Jahren fanden 127 Verletzte mit 130 Brüchen des Oberschenkels Aufnahme im Krankenhause. 5 mal handelte es sich demnach um einen Bruch beider Oberschenkelknochen. Folgende Tabelle unterrichtet über das Alter der Verletzten und das Geschlecht:

Alter	Männer	Frauen
0— 9	8	2
10—19	35	1
20—29	35	1
30—39	20	2
40—49	11	1
50—59	7	—
60—69	3	1
Gesamt	119	8

Die Übersicht bietet das schon von den Unterschenkelbrüchen her gewohnte Bild. Daß diese Statistik keinen allgemein-gültigen Wert besitzt, sei nochmals hervorgehoben.

Auch bei den Oberschenkelbrüchen lassen sich ähnlich wie bei den Unterschenkelbrüchen einzelne Verletzungsformen, die nicht durch die Gefährlichkeit des Betriebes allein bedingt sind, herausschälen. Wie die Übersicht zeigt, steht naturgemäß auch hier die Verletzung durch Stein- und Kohlefall an erster Stelle. Diese Verletzungsform übertrifft um ein Wesentliches alle übrigen. Verhältnismäßig hoch aber ist wieder die Zahl der Quetschungen, die sich durch Einklemmen zwischen den einzelnen Wagen, zwischen Wagen und Grubenlokomotiven oder der Zimmerung ereignen. Hier sind wieder eine Anzahl vermeidbarer Unfälle zu verzeichnen. Das Gleiche gilt für die verhältnismäßig große Zahl der Überfahrungen, sei es unter Tage durch Grubenwagen und Grubenlokomotiven, oder über Tage durch Kohlenzüge im Bereich der Zeche. Auch die Transmissions- und Förderkorb-Aufzugverletzungen ereigneten sich in der Mehrzahl der Fälle infolge von Unachtsamkeit und Leichtfertigkeit. Fast ausschließlich trifft den Benutzer des Aufzuges, den an der Transmission Arbeitenden die Schuld, nur in einem Fall geschah das Unglück durch Absturz des Korbes.

Verletzungsart	Schaft	Oberer Schaftteil	Unterer Schaftteil	Kniegelenks-ende
Stein-, Kohlefall	35	1	6	6
Sturz aus der Höhe . .	13	2	3	—
Sturz auf der Straße . .	—	6	—	—
Unter den Wagen geraten	6	1	—	—
Förderkorb-Aufzugver-letzung	2	—	2	2
Quetschung zwischen Wagen	7	4	—	1
Transmission usw. . . .	3	—	3	—
Auffallen schwerer Gegen-stände	6	2	3	—
Überfahrung	12	—	1	1
Sportverletzungen . . .	2	—	—	—
Gesamt	86	16	18	10 = 130

Diese Übersicht bringt gleichzeitig einen Überblick über die Verteilung der Brüche auf die einzelnen Abschnitte des Oberschenkels. An Zahl überwiegen naturgemäß die Schaftbrüche erheblich, während die Brüche des oberen und unteren Knochenendes den bei weitem kleineren Teil ausmachen. In der folgenden Tabelle wird eine Übersicht über die Verteilung der einzelnen Bruchformen auf die Bruchhöhen gegeben:

Bruchform	Schaft	Oberes Schaftende	Unteres Schaftende	Kniegelenks-ende
Biegungsbrüche	25	2	5	Inn. Kondylus 6,
Schrägbrüche	8	3	3	
Spiralbrüche	31	1	1	Äuß. Kondylus 1,
Querbrüche	18	7	7	
Zertrümmerungsbrüche .	4	3	2	Beide Kondyl. 3.
Gesamt	86	16	18	10

Bisher stand der Biegungsbruch als Bruchform an erster Stelle hinsichtlich der Häufigkeit. Bei den Oberschenkelbrüchen wird seine Zahl übertroffen von den Spiralbrüchen. Während bei unserem Verletzungsmaterial der Biegungsbruch vorwiegend durch direkte Gewalteinwirkung zustandekommt, steht bei den Spiralbrüchen mehr der indirekte Verletzungsmechanismus im Vordergrunde. Das Zustandekommen der Spiralbrüche findet seine Erklärung durch die Körperhaltung, welche die Bergleute im Augenblick des Unfalles meistens einnehmen. Die Leute arbeiten vorwiegend in kniender oder hockender Stellung. Das Bein ist hierbei im Knie- und Hüftgelenk gebeugt. Kommt der Bergmann in dieser Stellung unter einen Stein oder eine Lage Kohlen, so wird er oft bei festgestelltem Unterschenkel zur Seite gedrückt, es kommt zu einer starken Drehung des Rumpfes. Durch diesen Mechanismus mag sich ein Teil der Spiralbrüche ereignen. In ähnlicher Weise kommen z. B. auch die gerade im bergbaulichen Betriebe häufig beobachteten Hüftverrenkungen zustande. Eine weitere Anzahl von Oberschenkelbrüchen ereignet sich bei Quetschungen zwischen Wagen usw. und am Aufzug. Hier ist in der überwiegenden Zahl der Fälle der festgestellte Teil die Kniegelenksgegend. Die Frakturen am unteren Schaftteil dürften wohl vorwiegend als Flexionsfrakturen aufzufassen sein. Auffallend ist die Tatsache, daß bei den Kondylenfrakturen sechsmal der innere Kondylus betroffen gewesen ist und nur einmal der äußere, obwohl man wegen der physiologischen Valgusstellung eigentlich das umgekehrte Verhältnis annehmen sollte. Doch handelt es sich hier eben stets um direkte Gewalteinwirkungen, wie Steinschlag gegen das Knie, Quetschungen des Kniegelenkes zwischen zwei Wagen usw.

Von diesen 130 Frakturen waren 24 Brüche kompliziert (13 Brüche des Schaftes, 2 vom oberen Schaftteil, 5 vom unteren Schaftteil, 4 vom Kniegelenksende). Von den 127 Verletzten starben 11 bald nach der Einlieferung. Als Todesursache wurde 3 mal Fettembolie autoptisch festgestellt, bei dem einen dieser Verletzten war es außerdem noch zu einer Zerreißung der Arteria und Vena femoralis gekommen. Die gesamte Oberschenkelmuskulatur war bei diesem Verletzten durch das ausströmende Blut aufgewühlt, die Blutergüsse reichten vom Kniegelenk bis hinauf ins kleine Becken. Ein Verletzter ging an Lungenembolie zugrunde, er hatte gleichzeitig eine schwere Brustquetschung mit Rippenbrüchen erlitten, bei einem anderen Verunglückten konnte mangels einer Autopsie eine sichere Todesursache nicht ermittelt werden, die übrigen sechs starben bald nach der Einlieferung an anderen gleichzeitig erlittenen schweren Verletzungen unter dem Bilde des Shocks. Zu diesen gleichzeitig erlittenen Verletzungen gehören besonders schwere Zertrümmerungen anderer Extremitäten, Beckenbrüche, Brustquetschungen. Drei Patienten schließlich gingen im Laufe der Behandlung an Sepsis zugrunde. Diese Fälle werden noch weiter unten besonders besprochen werden.

Behandlung.

Bei der Behandlung der Oberschenkelbrüche haben wir die allgemein anerkannte und bewährte Extensionsbehandlung mit wenigen durch besondere Umstände bedingte Ausnahmen durchgeführt, jedoch in mancherlei Beziehung diese Behandlung modifiziert.

Bei 44 Verletzten wurde die Extension an der Tuberositas tibiae mit Hilfe des Steinmannschen Nagels angewandt. Eine Lagerung des Beines auf einer besonderen Schiene (Zuppinger, Ziegler, Braun, Henschen) fand nicht statt. Der Oberschenkel wurde entsprechend der Höhe der Bruchstelle und nach dem Grundsatz, das periphere Bruchstück in die Verlängerung des proximalen einzustellen, extendiert. Zeitweilig wurden zur Unterstützung der Lagerung am Oberschenkel Sandsäcke verwendet, welche auch unter den Oberschenkel gelagert wurden. Hierbei kam es im Hüftgelenk zu einer Beugung zwischen 150 und 110 Grad, im Mittel etwa von 135 Grad, die Abduktion schwankte zwischen 20 und 60 Grad. Die erforderliche Semiflexion im Kniegelenk wurde dadurch hergestellt, daß ein Trikotschlauch unter

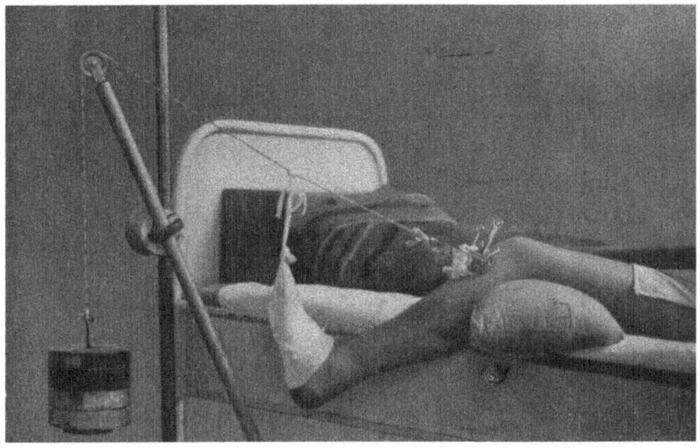

Abb. 5.   Drahtextension bei Oberschenkelbruch.

Freilassung der Ferse über den Fuß gezogen und mit Mastisol befestigt wurde. Am oberen Ende dieses Schlauches wurde eine Schnur angebracht, welche ihre Befestigung an dem Extensionsstrick fand. Die Beugung im Kniegelenk konnte so durch Wechsel der Schnurlänge entsprechend variiert werden (vergleiche Abbildung 5).

40 Frakturen wurden nach erfolgter Nagelung an der Tuberositas tibiae und am Kalkaneus in einem der Ansinnschen Bewegungsapparate gelagert, dessen Prinzip als bekannt vorausgesetzt wird. Für die Behandlung in diesem Apparat wurden vorwiegend junge, kräftige Männer ausgewählt.

Die übrigen Anwendungsweisen der Extension traten den beiden genannten Methoden gegenüber in den Hintergrund.

So wurde 4 mal bei Kindern mit Schaftbrüchen die Schedesche Suspension des Beines mit Hilfe von Mastisolverbänden ausgeführt. Bei 13 Verletzten wurde die Extension primär mit Hilfe von Mastisolzügen bewerkstelligt. Hier handelte es sich vorwiegend um jüngere Menschen (zwischen 12 und 16 Jahren) mit langen Spiralbrüchen im mittleren Abschnitt des Schaftes (10 Fälle), 1 mal um eine pertrochantere Fraktur, 2 mal um Brüche unmittelbar über den Kondylen und 1 mal um einen Abbruch des inneren Gelenkknorrens. In allen diesen Fällen wurde der Mastisolverband an das im Knie gestreckte Bein angebracht, bei den letzten 3 Verletzten fand keine Abduktion des Beines statt, sondern man ließ den Zug rein sagittal angreifen. Nur in zwei Fällen, einem T-förmigen Kondylenbruch und einem Abbruch des inneren Gelenkknorrens mit starker Verschiebung des Bruchstückes nach aufwärts, fand die U-förmige bis zur Leistengegend geführte Gipsschiene Verwendung.

Bei den mit der gewöhnlichen Steinmannschen Nagelextension behandelten Fällen wurde bereits wenige Tage nach dem Unfall mit Quadrizepsmassage begonnen, gleichzeitig wurden die Leute angehalten, aktiv ihren Quadrizeps zu innervieren und Bewegungen im Kniegelenk sowie im Fußgelenk auszuführen, was von der Mehrzahl der Verletzten sehr schnell erlernt wurde. Noch vor völlig sicherer Festigung des Bruches fanden vorsichtige Bewegungsübungen größeren Umfanges mit Hilfe einer unter dem Knie durchgezogenen und an einem Galgen befestigten Lasche statt. Die Konsolidation galt dann als eingetreten, wenn ein Federn an der Bruchstelle nicht mehr nachzuweisen und der Patient in der Lage war, das gestreckte Bein von der Unterlage zu erheben. In diesem Falle wurde ihm gestattet, mit Unterstützung der Teufelschen Gehbänkchen herumzulaufen. Daneben wurden die Bewegungsübungen im Kniegelenk ausgiebig fortgesetzt, wobei der Pendelapparat für die passive Bewegung gute Dienste leistete. Aktiv wurde das Wippen im Kniegelenk sehr fleißig geübt, wobei der Fuß auf einen Stuhl gesetzt wird. Hinzu trat regelmäßige Behandlung im Heißluftkasten.

Ergebnisse.

Die durchschnittliche Konsolidationszeit der mit der Steinmannschen Nagelextension an der Tuberositas tibiae behandelten Fälle betrug 49,5 Tage, worin auch die komplizierten Brüche, die primär zur Heilung gelangten, mit eingerechnet sind. Die Konsolidationszeit der im Ansinnschen Bewegungsapparat behandelten Frakturen ergab durchschnittlich nur eine Dauer von 38 Tagen. Die Zeit, welcher die im Mastisolzug behandelten Verletzten bis zur Konsolidation bedurften — es handelt sich in der Mehrzahl der Fälle um jüngere Menschen — nähert sich der Konsolidationsdauer der im Ansinnschen Apparat behandelten Frakturen. Die Dauer der Gesamtbehandlung, eingerechnet die primär geheilten komplizierten Brüche, beträgt im Durchschnitt 105,7 Tage. Eine nennenswerte Differenz in der Dauer der Gesamtbehandlung zwischen den mit der gewöhnlichen Extension und den im Ansinnschen Apparat behandelten Verletzten besteht nicht.

Funktionelle Ergebnisse.

37 von den ausschließlich im Ansinnschen Bewegungsapparat behandelten 40 Verletzten gelangten zur Nachuntersuchung. Davon besaßen 8 Verletzte mit Schluß der Behandlung eine völlig freie Beweglichkeit im Kniegelenk. Bei den übrigen war die Beugefähigkeit im Kniegelenk behindert, sie schwankte zwischen 45 und 85 Grad. Nur 2 Verletzte konnten ihr Kniegelenk zunächst nur bis 110 Grad beugen. Die durchschnittliche Beugefähigkeit stellt sich bei den im Ansinnschen Apparat behandelten Verletzten auf 60,5 Grad. Diese Beugung wurde bei späteren Untersuchungen in einer großen Zahl der Fälle erheblich gebessert gefunden. Bei 2 Verletzten war es zu einer Insuffizienz

des Bandapparates im Kniegelenk gekommen; es fand sich geringe Überstreckbarkeit im Kniegelenk, auch ließen sich seitliche Wackelbewegungen auslösen.

Von den nur mit der Steinmannschen Nagelextension oder dem Mastisolzug behandelten komplizierten und unkomplizierten Fällen gelangten 51 zur
Untersuchung. Hierbei fand sich bei 11 Verletzten freie Beweglichkeit im Kniegelenk, 1 Verletzter hatte nur eine Beugefähigkeit bis 120 Grad (langwierige
Nageleiterung), einer bis 110 Grad (gleichzeitig Kniescheibenbruch), und einer
bis 150 Grad (schwer kompliziert im unteren Drittel mit mehrfachen Sequestrotomien). Bei den übrigen Verletzten schwankt die Beugefähigkeit zwischen
75 und 45 Grad. Im Durchschnitt fand sich bei der Entlassung eine Beugefähigkeit von 58,5 Grad. Auch hier hat sich später die Beweglichkeit bei der
Mehrzahl der Verletzten, wie die Nachuntersuchungen bewiesen, bedeutend
gebessert. Bei einem Verletzten war bei Beendigung der Behandlung eine geringe
Überstreckbarkeit im Kniegelenk zurückgeblieben, bei einem anderen mit einem
Bruch der Trochantergegend eine geringe Behinderung der Abspreizbewegung
im Hüftgelenk.

Verkürzungen.

Von den im Ansinnschen Apparat behandelten 37 Fällen war bei 9 Verletzten eine Verkürzung des Beines nicht zu verzeichnen, einmal eine solche
von 4 cm und einmal von 3 cm. Bei den übrigen Fällen schwankt sie zwischen
0,5 und 2 cm. Im Durchschnitt betrug die Verkürzung 1,1 cm. Nur der Verletzte mit der Verkürzung von 4 cm konnte diese durch Beckensenkung nicht
völlig ausgleichen, eine Sohlenerhöhung wurde notwendig. In einem Falle
war es sogar zu einer Verlängerung des Beines von 2 cm gekommen. Die Verletzten, die ausschließlich mit der Nagelextension bzw. dem Mastisolzugverband
behandelt worden waren, wiesen eine durchschnittliche Verkürzung von nur
0,98 cm auf. Hier war bei 17 Frakturen keinerlei Verkürzung des Beines zurückgeblieben, 1 Bruch war mit einer Verkürzung von 4 cm, einer mit 3 cm verheilt,
bei den übrigen lag die Verkürzung zwischen 2,5 und 0,5 cm. In 2 Fällen war
eine Verlängerung des frakturierten Beines von 0,5 bzw. 1 cm eingetreten.

Komplikationen während der Behandlung.

So ausgezeichnete Dienste uns der Steinmannsche Nagel bei der Extensionsbehandlung geleistet hat, so darf doch nicht verschwiegen werden,
daß wir unter den 84 genagelten Fällen wiederholt Störungen durch Eiterungen
und Nekrosenbildungen an der Nagelstelle erlebt haben. Bei den im Ansinnschen
Apparat behandelten Verletzten kam es 6 mal zu Fistelbildungen am Kalkaneus
bzw. an der Tuberositas tibiae, welche die Heilung verzögerten. 2 mal mußte
der Verletzte kurz vor der Festigung wegen unerträglicher Schmerzen an der
Nagelstelle in einen Mastisolzugverband gelegt werden, 1 mal konnte die Eiterung
an der Nagelstelle durch Ruhigstellung des Apparates wirksam bekämpft werden.
Selbst einen Todesfall haben wir zu beklagen.

Hierbei ist aber die Schuld weniger der Methode als dem Verletzten zuzuschreiben.
Der sehr unvernünftige Mann hatte sich nachts mit den Fingern an dem Nagel zu schaffen
gemacht und den Schutzverband gelöst. Es kam zu einer schweren Eiterung an der Nagelstelle, welche ausgiebige Inzisionen notwendig machte. Der später angelegte Mastisol-

verband wurde ebenfalls heruntergerissen, die Eiterung nahm ihren Fortgang, schließlich erlag der Verletzte einer Sepsis.

Bei einem Verletzten blieb eine über ein halbes Jahr bestehende Fistelbildung zurück.

Bei den mit der gewöhnlichen Extension behandelten Fällen war nur 2 mal eine Fistelbildung zu verzeichnen, von denen eine ebenfalls fast ein halbes Jahr bis zur Abheilung brauchte. 2 mal mußte der Nagel entfernt werden, weil er durchschnitt, in 2 weiteren Fällen war die vorzeitige Entfernung wegen unerträglicher Schmerzen und beginnender Eiterung notwendig. Ganz allgemein konnte beobachtet werden, daß die Leute nach 3 bis 4 Wochen stets über zunehmende Schmerzen an der Nagelstelle klagten. Störungen bei der Behandlung mit Mastisolverbänden wurden 2 mal beobachtet. Es kam zu Blasen- und Ekzembildungen, ohne daß jedoch dadurch die Heilung eine Verzögerung erlitt.

Auch Refrakturen haben sich ereignet. So bei drei Verletzten, welche bereits das Bett verlassen hatten und zu Falle gekommen waren. In einem Mastisolverbande trat auffallend schnell wieder Festigung ein (zwischen dem 11. und und 35. Tage). 9 mal trat eine Lockerung an der Bruchstelle auf, es mußte ebenfalls ein Mastisolverband wieder angelegt werden. Auch bei diesen Verletzten erfolgte die Festigung durchschnittlich im Laufe von 30 Tagen.

Die komplizierten Brüche des Oberschenkels.

Von den 24 Verletzten mit komplizierten Brüchen starben 6 bald nach der Einlieferung zum großen Teil an anderen gleichzeitig erlittenen Verletzungen (Beckenbruch, Wirbelbruch, Rippenbrüche). Einer ging an Fettembolie zugrunde. Von den verbliebenen 18 Fällen fanden sich 8 mal kleine Durchstechungswunden im Bereiche der Bruchstelle vor, 10 mal große Wunden mit einer Länge bis zu 18 cm und mehr.

Sämtliche Durchstechungswunden wurden primär durch Naht geschlossen. Die Verbandmethode war die gleiche wie bei den unkomplizierten Brüchen. 1 Verletzter wurde in den Ansinnschen Bewegungsapparat gelegt; es erfolgte primäre Heilung, Konsolidation trat in der üblichen Zeit ein. Die anderen 7 Verletzten wurden sämtlich mit der Steinmannschen Nagelextension behandelt. Hierbei gelangten 6 Fälle zur primären Heilung, 1 mal jedoch kam es zur Infektion der Bruchstelle; es trat eine schwere Eiterung an der Bruchstelle und den benachbarten Weichteilen auf. Trotz ausgiebiger Inzisionen erlag der Verletzte am 15. Tage einer Sepsis. Bei diesen primär zur Heilung gelangten Fällen wurde später 4 mal eine blutige Reposition der Bruchstücke vorgenommen, worüber noch weiter unten berichtet werden wird.

Bei den 10 Verletzten, welche große Wunden aufwiesen, mußte 3 mal wegen völliger Zertrümmerung der Extremität die primäre Amputation vorgenommen werden. Bei den verbliebenen 7 Fällen wurde 5 mal die primäre Naht angewandt und 2 mal drainiert. Sodann wurde 1 Verletzter in den Ansinnschen Bewegungsapparat gebracht. Es trat eine schwere Eiterung an der Bruchstelle auf, auch die sofortige Ruhigstellung des Apparates vermochte die sich schnell entwickelnde Sepsis nicht mehr zu verhindern, der Verletzte erlag ihr am 6. Tage nach der Verletzung. Dieser Unglücksfall ist uns eine Warnung gewesen, wir haben seither nie mehr komplizierte Brüche, auch wenn sie nur kleine Durchstechungen aufwiesen, in den Ansinnschen Bewegungsapparat gelegt. 5 Frakturen wurden zunächst mit dem Steinmannschen Nagel an der Tuberositas tibiae extendiert. Bei dieser Behandlung kamen 2 Brüche zur primären Heilung. Bei einem dieser Fälle wurde, wie noch erörtert werden soll, 19 Tage nach dem Unfall wegen schlechter Stellung eine blutige Reposition vorgenommen, bei dem anderen trat 28 Tage nach dem Unfall Konsolidation ein. Die Beugefähigkeit im Kniegelenk betrug bei der Entlassung 50 Grad. Bei den beiden mit einem Drain versehenen Verletzungen kam es zu schwerer Infektion mit ausgedehnten Abszeßbildungen. Die Ursache dieser Infektion dürfte hauptsächlich auf die ausgedehnten Hautnekrosen zurückzuführen sein. Einer der Verletzten starb am 20. Tage nach dem Unfall an einer septischen Nachblutung, dem anderen konnte das Leben nur durch eine hohe Oberschenkelamputation erhalten werden. Auch hier trat bei primär vernähter Wunde infolge Nekrosenbildung eine schwere Eiterung an der Bruchstelle auf, welche trotz ausgiebiger Spaltungen und Ruhigstellung des ganzen Beines mit Hilfe einer auf der Streckseite des Beines angelegten Gipsschiene nicht zum Stehen gebracht werden konnte. Eine komplizierte Verletzung endlich verdient besonders hervorgehoben zu werden.

Es handelte sich um eine völlige Zertrümmerung des Kondylenabschnittes und der Kniescheibe. Kniegelenk und Kondylenabschnitt des Oberschenkels bildeten eine einzige riesige Zertrümmerungshöhle. Die Streckmuskulatur war vollkommen zerrissen. Da der Gefäßnervenstrang erhalten war, wurde der Kondylenabschnitt des Oberschenkels reseziert und der Oberschenkelschaft dann in ein vorgemeißeltes Loch des Schienbeinkopfes gestemmt. Fixation des Beines im zirkulären Verband. Es trat primäre Heilung ein, jedoch blieb eine völlige Festigung an der Resektionsstelle aus. Der Verletzte mußte schließlich mit einem Stützapparat und einem Kunstschuh — 11 cm Verkürzung — entlassen werden.

Blutig reponierte Frakturen.

Bei 3 unkomplizierten und 5 komplizierten primär geheilten Brüchen wurde die blutige Reposition vorgenommen. Die Bruchstelle lag bei 5 Verletzten an der für eine Reposition ungünstigen Stelle, nämlich im untersten Drittel des Oberschenkels und nur in 3 Fällen etwas höher. Die Ursache für den Eingriff bildete bei 6 Verletzten die fehlerhafte Stellung der Bruchenden, welche trotz hoher Belastung des Extensionszuges und entsprechender Semiflexion im Hüft- und Kniegelenk nicht restlos zu beseitigen war. Bei 2 Verletzten konnten am 34., bzw. am 71. Tage keinerlei Anzeichen von Konsolidation festgestellt werden. Davon war einer der Verletzten im Ansinnschen Bewegungsapparat gelagert worden. 5 Patienten gehörten dem 3. und 4. Lebensdezennium an, 2 Verletzte waren 17 und einer 51 Jahre alt.

Die Bruchstelle wurde jedesmal von einem Schnitt an der Außenseite des Oberschenkels freigelegt. Die Fixation wurde in 4 Fällen durch Bolzung mit Hilfe eines Fibulaspanes bewerkstelligt und 3 mal durch Verschraubung mit einer Laneschen Klammer. Einmal fand nur eine blutige Verzahnung der Knochenenden statt.

Der Eingriff wurde nur einmal einen Tag nach dem Unfall ausgeführt, bei 6 Verletzten im Verlauf von 9 bis 34 Tagen und einmal wegen Ausbleiben der

Konsolidation am 71. Tage. Als Ursache der fehlerhaften Stellung konnte bei drei Frakturen Muskelinterposition nachgewiesen werden. Das Bein wurde nach der Operation 5 mal durch einen zirkulären, von der Leiste bis zu den Zehen reichenden Gipsverband fixiert, und einmal in einer bis zur Leistengegend ansteigenden U-förmigen Gipsschiene. 2 Verletzte wurden einer frühzeitigen mobilisierenden Behandlung zugänglich gemacht, und zwar wurde bei einem die Extensionsbehandlung in der üblichen Weise durchgeführt, wobei aber außerdem auf der Streckseite des Oberschenkels von der Leistengegend bis zur Tuberositas tibiae eine Gipsschiene angewickelt wurde. Völlig verbandlos wurde nur ein einziger Fall behandelt. Das Bein wurde hier zunächst zwischen Sandsäcken ruhiggestellt, aber bereits vom 5. Tage ab wurde mit passiven Bewegungsübungen im Kniegelenk begonnen.

Die Heilung erfolgte in allen Fällen primär. Die Konsolidation trat bei 6 Verletzten innerhalb von 38 Tagen ein, bei dem Verletzten, an dessen Oberschenkel eine blutige Verzahnung ausgeführt worden war, war die Bruchstelle erst 89 Tage nach der Operation fest geworden. Der Bruch, der wegen ausbleibender Konsolidation am 71. Tage durch eine Fibulabolzung fixiert worden war, wies 11 Monate nach der Operation noch deutliche Federung auf, erst 15 Monate nach dem Eingriff war völlige Festigung eingetreten.

Die funktionellen Resultate sind fast durchweg als wenig befriedigend zu bezeichnen. Obwohl sofort nach Abnahme des fixierenden Gipsverbandes stets mit sehr ausgiebigen medico-mechanischen Übungen im Kniegelenk begonnen wurde, konnte doch eine erhebliche Versteifung in der Mehrzahl der Fälle nicht verhütet werden. Bei 2 Verletzten kam es zu einer fast völligen Versteifung des Beines im Kniegelenk in einem Winkel von 145 bzw. 155 Grad, bei 4 weiteren Verletzten war die Beugung nur 2 mal bis zu 125 Grad, bei 2 anderen bis zu 150 Grad bzw. 160 Grad möglich. Nur die beiden Verletzten, bei denen die fixierenden Verbände nicht angewandt worden waren, bilden eine erfreuliche Ausnahme. Der Patient, der vom 5. Tage ab mobilisierend behandelt worden war, wurde mit einer Beugefähigkeit von 55 Grad entlassen, der Verletzte, dessen Oberschenkel nach erfolgter Fixation mit einer Laneschen Schiene extendiert worden war, wies bei der Entlassung eine Beugefähigkeit bis zu 100 Grad und eine Streckfähigkeit bis zu 175 Grad auf.

Erwerbsverminderungen.

Zur späteren Nachuntersuchung und Begutachtung gelangten insgesamt 97 Verletzte. Unter ihnen befinden sich sämtliche komplizierten Verletzungen, vorwiegend auch die primär und sekundär Amputierten (vgl. Abb. 6). Es überrascht angesichts dieser Tatsache dann nicht, daß nach 13 Wochen noch 43,6 % der Verletzten in ärztlicher Behandlung stehen. Doch bereits nach einem halben Jahre hat sich das Bild wesentlich geändert, es bedürfen nach dieser Zeit nur noch 3,09 % einer Behandlung, während bereits bei 5,2 % eine meßbare Erwerbseinbuße nicht mehr festzustellen ist. Die Angewöhnungsrenten von 10 und 20 % haben bereits das Übergewicht. Nach Ablauf eines Jahres sind bereits 31 % aller Verletzten frei von jeder Erwerbsbeschränkung, der Rest entfällt bis auf ein Fünftel der Verletzten auf Empfänger von Renten zu 10 und 20 %. Nach

2 Jahren endlich sind 56,7 % voll erwerbsfähig, die höheren Rentensätze von 33⅓ % und mehr sind völlig in den Hintergrund getreten.

Zusammenfassung.

Auch bei den Oberschenkelbrüchen fällt die größte Häufigkeit in das zweite und dritte Dezennium. (Stein- und Kohlefall.) Mechanische Momente erklären es, daß unter den Bruchformen beim Oberschenkel der Spiralbruch an erster Stelle steht.

Bei der Behandlung wurde in der überwiegenden Zahl der Fälle die Extensionsmethode zur Anwendung gebracht. Im Gegensatz zu den üblichen Verfahren fand eine Lagerung des Beines auf besonderen Schienen nicht statt. Die Ergebnisse, die wir mit dieser „individualisierenden Extensionsbehandlung" erzielt haben, sind durchaus befriedigend und geben uns zu einer Änderung der Methode keine Veranlassung.

Der Ansinnsche Bewegungsapparat hat die auf ihn gesetzten Hoffnungen nicht erfüllt. **Die funktionellen Ergebnisse der im Ansinnschen Apparat behandelten Brüche sind nicht besser als die Resultate bei den mit unserer gewöhnlichen Extension behandelten Verletzten.**

Die Verwendung des Steinmannschen Nagels hat wiederholt zu Fistelbildungen, auch solchen von längerer Dauer geführt. Nach drei bis vier Wochen traten stets erhebliche Schmerzen an der Nagelstelle auf, so daß die Beseitigung des Zuges dringlich wurde. Steinmann bestreitet bei richtiger Durchführung seiner Methode derartige Komplikationen. Die Ursache der Eiterungen ist bei uns vielleicht in der frühzeitigen Vornahme von Bewegungsübungen im Kniegelenk während der Extension zu suchen. Es kommt hierbei naturgemäß auch zu Bewegungen des Nagels und Nekrosenbildungen an der Nagelstelle, wodurch einer Eiterung Vorschub geleistet wird. Unter dem Eindruck dieser Erfahrungen sind wir daher in den letzten 1½ Jahren zur Verwendung der Drahtextension übergegangen. Wir benutzen den von Beck aus der Kieler Klinik angegebenen Bügel und haben seit dieser Zeit keinerlei Fisteln mehr beobachtet. Auch die Klagen bei längerem Fortbestehen der Extension sind vollständig weggefallen. Zu einer ausgiebigen Verwendung des Ansinnschen Apparates haben wir uns nicht mehr entschließen können, zumal auch für einen jungen und kräftigen Menschen die Behandlung ziemlich anstrengend ist.

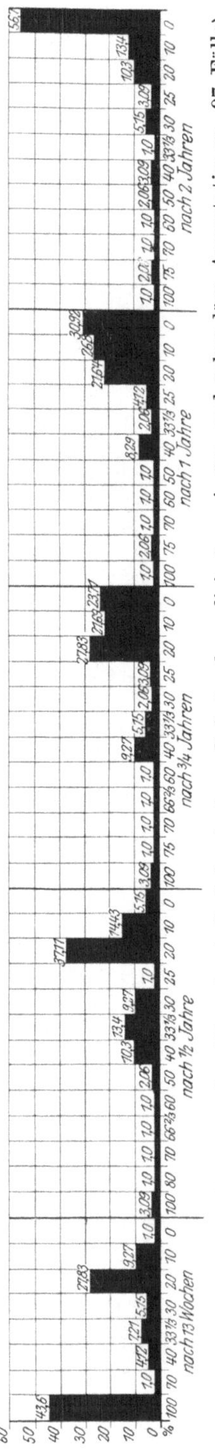

Abb. 6. Erwerbsverminderungen der Oberschenkelbrüche (unkomplizierte, komplizierte, primäre und sekundäre Amputationen, 97 Fälle).

Bei den komplizierten Brüchen hat die Anwendung der primären Wundnaht nicht enttäuscht. Selbst Brüche mit großen Wunden sind primär zur Heilung gelangt.

Die funktionellen Ergebnisse haben gezeigt, daß mit aktiven Bewegungsübungen im Kniegelenk nicht früh genug begonnen werden kann. Alle Maßnahmen haben darauf hinauszulaufen, den Verletzten möglichst schnell wieder

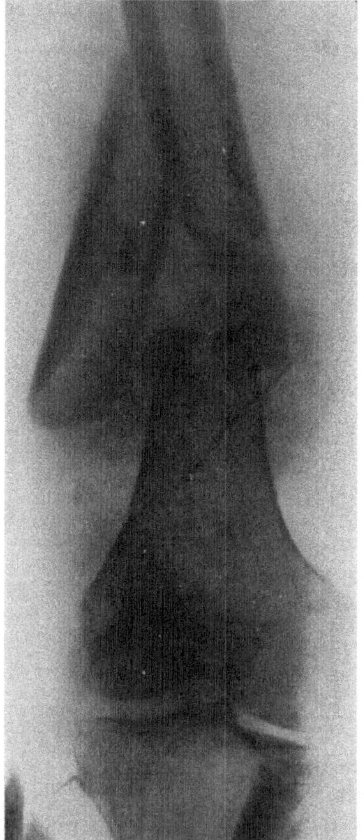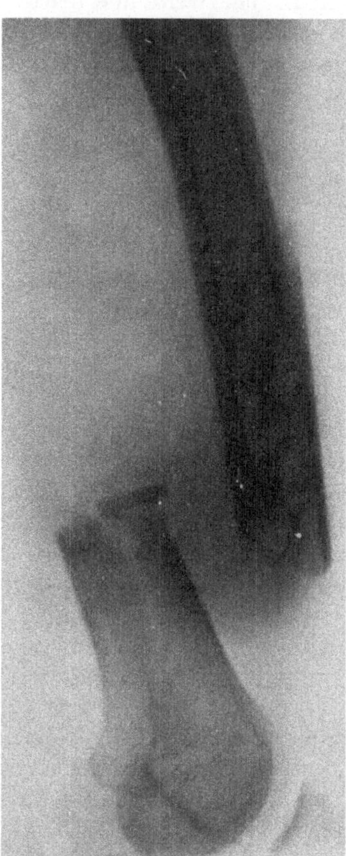

Abb. 7. 6 Wochen nach der Verletzung.

auf die Beine zu bringen. Wir haben allerdings bei diesem aktiven Vorgehen einige Male Refrakturen erlebt, doch bedeutet das keine schwere Komplikation angesichts der schnell wieder eintretenden Konsolidation im Vergleich zu den irreparablen Schäden einer längeren immobilisierenden Behandlung.

Die Erfolge der blutigen Reposition sind — auch abgesehen von der stets primären Heilung — anatomisch befriedigend, auch hinsichtlich der Konsolidationszeit, welche im allgemeinen keine Verzögerung erlitt. In funktioneller Hinsicht sind die Ergebnisse bei der Mehrzahl schlecht. Die Ursache dürfte darin zu suchen sein, daß zunächst meist erst nach einer längeren Zahl von Tagen, wenn es bereits an der Bruchstelle zu einer erheblichen Retraktion der Weichteile gekommen war, die blutige Reposition ausgeführt wurde. Die Hauptschuld trägt aber vermutlich der das Bein in Streckstellung von der Leistengegend bis zur Zehe längere Zeit fixierende Verband. In diesen Wochen mögen dann an Faszien, Muskeln und Sehnen, sowie am Bandapparat des Kniegelenkes, begünstigt durch die Insulte bei der Operation, Veränderungen eintreten, die auch durch die ausgiebigste, späterhin angefügte medico-mecha-

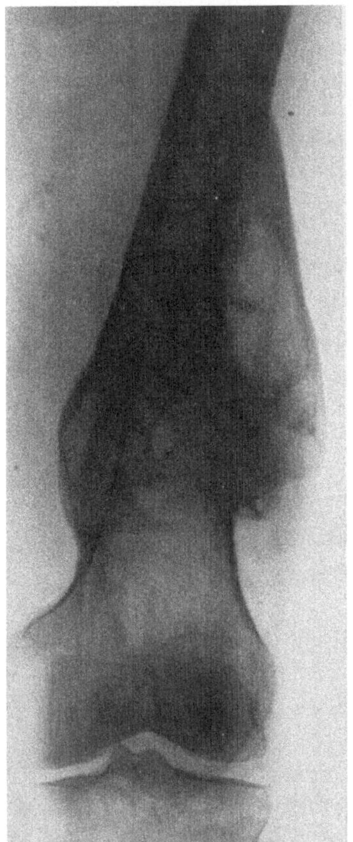 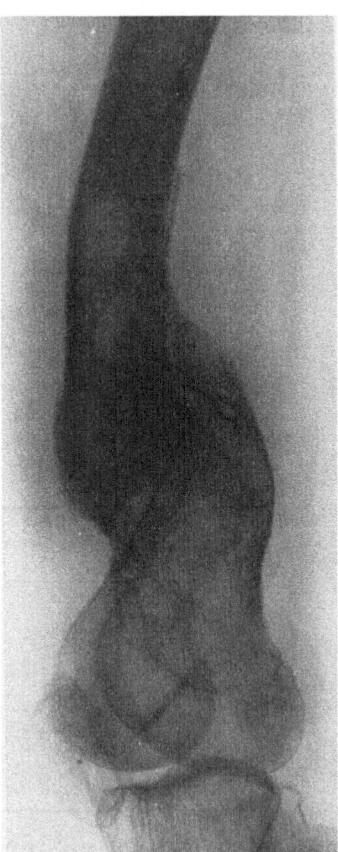

Abb. 8. 21 Monate später.

nische Behandlung nicht mehr zu beseitigen sind. Im Gegensatz hierzu haben wir wiederholt beobachtet, daß selbst Frakturen, bei denen eine korrekte anatomische Stellung nicht zu erzielen war, unter frühzeitiger medico-mechanischer Behandlung mit gutem funktionellen Ergebnis heilten. In welch genialer Weise die Natur dann einen Umbau der stützenden knöchernen Elemente vornimmt, mögen obige Bilder (Abb. 7 und 8) zeigen.

Diese Beobachtungen beweisen, daß der Vorteil einer blutig geheilten korrekten anatomischen Stellung der Bruchstücke vielfach nicht aufgewogen wird durch die schlechten funktionellen Resultate. Es kommt noch hinzu, daß selbst im Bewußtsein größter Asepsis das Arbeiten in den großen Muskelmassen des Oberschenkels stets ein gewisses Risiko darstellt.

Die durchschnittliche Dauer der Gesamtbehandlung aller Oberschenkelbrüche ist als sehr kurz zu bezeichnen; sie betrug etwas mehr als drei Monate. Eine Schweizer Statistik errechnete 6 Monate, Steinmann 5 Monate, Hähnel 7,5 und Martin sogar 8 Monate.

Ebenso ist der Grad der verbliebenen Erwerbsverminderung namentlich bei den unkomplizierten Brüchen niedrig zu nennen. Angaben in der Literatur, die sich auf ein größeres nach einheitlichen Gesichtspunkten bearbeitetes Zahlenmaterial stützen, sind wenig vorhanden; nach unseren Feststellungen überwiegt bereits nach Ablauf eines halben Jahres die Zahl der Verletzten, die nur noch kleine Angewöhnungsrenten bzw. keine Renten mehr beziehen. Nach einem Jahre ist bereits fast ein Drittel der Verletzten frei von jeder Erwerbsbeschränkung, nach zwei Jahren über die Hälfte.

Die Brüche der oberen Extremitäten.

Die Oberarmbrüche.

An Oberarmbrüchen sind in den genannten 5 Jahren im ganzen 99 Verletzte zur Beobachtung gekommen. Von diesen scheiden 3 Fälle aus wegen völliger Zermalmung des Armes und primär erfolgter Absetzung.

Eine Übersicht über die Verteilung der Brüche auf das Alter und Geschlecht gibt folgende Tabelle:

Alter	Männer	Frauen
0— 9	13	5
10—19	31	1
20—29	13	—
30—39	12	—
40—49	12	—
50—59	4	—
60—69	6	1
70—75	1	—
Gesamt	92	7 = 99

Die größte Häufigkeit fällt demnach in das zweite Dezennium (32 Frakturen), mit erheblichem Abstande folgen dann das erste (18 Frakturen) und das dritte Dezennium (13 Frakturen). Diese Feststellungen stehen in einem gewissen Gegensatz zu den bisherigen Ergebnissen an den anderen Frakturformen, wo der Häufigkeit nach stets das dritte Dezennium die erste Stelle einnimmt. Diese Tatsache beruhte bekanntlich auf der Summation zweier Verletzungsvorgänge, nämlich den durch Stein- und Kohlefall hervorgerufenen Brüchen und den Frakturen, welche durch gewisse vermeidbare Ursachen zustande kamen. Bei den Oberarmbrüchen fällt nun einer dieser Faktoren kaum ins Gewicht; es sind nämlich nur, wie die Übersicht über das Zustandekommen der Verletzung zeigt, 10 Brüche dem Stein- und Kohlefall zuzuschreiben. Die große Mehrzahl aller Frakturen — 62 an Zahl — hat sich jedoch durch Stürze,

bzw. Abstürze ereignet. Bei dieser Verletzungsform spielen jugendlicher Leichtsinn und Bequemlichkeit eine große Rolle. Ebenso sind eine Anzahl von
Quetschungen vermeidbar gewesen.

Verletzungsart	Schaft	Suprakond. Brüche	Kollum-frakturen	Kondylen-frakturen	Abbrüche von Gelenk-knorren
Sturz auf die Schul-ter	2	—	11	—	—
Sturz auf den Arm .	22	—	—	—	2
Sturz auf den Ell-bogen	—	6	—	2	4
Sturz auf Hand bzw. Vorderarm . . .	—	10	2	—	1
Quetschung zwischen Wagen usw. . .	8	2	2	1	1
Aufschlagen schwerer Gegenstände . .	8	4	—	—	—
Überfahrung	1	—	—	—	—
Stein-, Kohlefall . .	8	1	1	—	—
Gesamt	49	23	16	3	8 = 99

Diese Übersicht gibt gleichzeitig auch ein Bild von der Verteilung auf die
einzelnen Bruchhöhen. Die Art des Zustandekommens der einzelnen Bruch-
arten soll noch bei der getrennten Besprechung der verschiedenen Bruchformen
näher erörtert werden.

Im einzelnen ergibt sich bei den verschiedenen Frakturformen folgendes
Bild:

Unkomplizierte Brüche des Oberarmschaftes.

Von den 49 Frakturen des Schaftes scheiden 3 komplizierte Zertrümmerungsfrakturen wegen primär erfolgter Absetzung aus der weiteren Betrachtung aus.
Erst bei der Statistik, welche eine Übersicht über die verbliebenen Erwerbsverminderungen gibt, sind diese Verletzungen der Vollständigkeit halber mit
in die Berechnung einbezogen. Die direkte Gewalteinwirkung steht bei diesen
Brüchen im Vordergrunde. Im einzelnen kamen 22 Brüche durch Sturz auf
den Arm, d. h. durch Aufschlagen des Armes auf einen harten Gegenstand beim
Absturz in die Tiefe zustande, acht Frakturen ereigneten sich durch Quetschungen zwischen Wagen, Holzteilen und am Aufzug, acht andere durch
Aufschlagen schwerer Gegenstände, durch Stöße, Huftritte, und nur 8 mal wurde
die Fraktur durch die sonst im Bergbau häufigste Verletzungsart, nämlich
durch Stein- und Kohlefall herbeigeführt.

Im Gegensatz zu der üblichen Ansicht, daß die Frakturen am Oberarm
vorwiegend Schrägbrüche sein sollen, ergab unsere Feststellung, daß die Biegungsbrüche mit 30 Fällen bei weitem überwiegen. 4 mal wurden Spiralbrüche mit
Bruchlinien von 10 bis 14 cm Länge festgestellt, 5 mal handelte es sich um Querbrüche und nur in zwei Fällen waren eigentliche Schrägbrüche vorhanden. Die
übrigen Frakturen werden durch größere Zertrümmerungsbrüche dargestellt.
Vielleicht beruht die hohe Zahl der Biegungsbrüche auf den ausgesprochen

schweren direkten Gewalteinwirkungen, bei denen irgendeine Muskelwirkung gar nicht erst zur Geltung kommen kann.

Für die Dislokation der Fragmente dürften sich allgemein gültige Regeln gleichfalls nicht ableiten lassen; die Verschiebung ist, wie die Untersuchungen ergaben und spätere Nachfragen bestätigten, vorwiegend durch die Richtung der willkürlich angreifenden Gewalt bedingt gewesen. 11 mal fand sich die typische Abweichung des unteren Bruchstückes nach hinten und außen, 5 mal war eine Verschiebung nach vorn und innen, 5 mal eine Abknickung nach vorn und außen zustande gekommen. Bei 7 Verletzten konnte eine Abknickung nach hinten festgestellt werden, 3 mal war das untere Bruchstück nach hinten und innen zu verschoben. Nur in 7 Fällen war eine nennenswerte Verschiebung der Bruchstücke nicht zu verzeichnen. Der Rest wies eine dreschflegelartige Beweglichkeit auf.

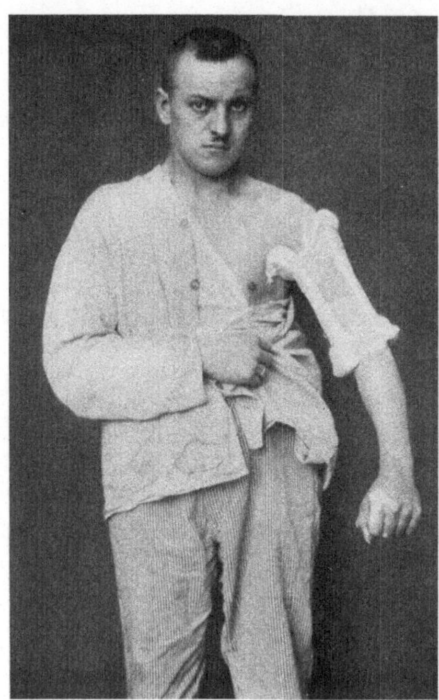
Abb. 9. Gipsschindelverband bei Oberarmschaftbruch.

Behandlung der unkomplizierten Schaftbrüche.

Die Reposition der Bruchstücke wurde jedesmal im Chloräthylrausch durch entsprechenden Zug und Gegenzug vorgenommen. Dann gelangte auf die Streck- und Beugeseite des unter starkem Zug gehaltenen Oberarmes je eine Gipsschiene zur Anlegung (Schindelverband), welche mit einer feuchten Mullbinde am Arm fixiert wurde. Diese Gipsschienen werden in der gleichen Weise hergestellt, wie bei den Unterschenkelbrüchen und verleihen dem Oberarm einen genügenden Halt (vgl. Abb. 9). Das Ellenbogengelenk wird dabei freigelassen. Am Schultergelenk läuft die dorsale Schiene zunächst gewöhnlich über das Akromion hinweg, um nach wenigen Tagen an dieser Stelle gekürzt zu werden. In die Achselhöhle wird zur Vermeidung von Druckschädigungen ein Zellstoffpolster gebracht. Diese Verbandsart bildete das Normalverfahren und wurde in der Mehrzahl der Fälle angewandt. Die Schiene reichte in der Regel zur Fixation der Bruchstücke aus. Einige Male kam es auf Grund der schon durch die Verletzung geschädigten Haut zur leichten Ulzeration der Haut und Blasenbildungen, die aber nie von wesentlicher Bedeutung waren und keine Verzögerung der Heilung verursachten. Bei schwieriger Reposition und Neigung der Bruchstücke zur erneuten Verschiebung wurde einige Male außer dem Schindelverbande noch mit Hilfe von zwei Köperstreifen ein Extensionszug am rechtwinklig im Schultergelenk abduzierten Oberarm angebracht. Der Unterarm wurde dann senkrecht suspendiert. Bei diesen Verbänden haben wir beobachtet,

daß die schon oft sehr geschädigte Haut in ganz erheblicher Weise in Mitleidenschaft gezogen wurde. Eine gleiche Schädigung dürfte auch beim Heftpflaster-
zug zustande kommen. Der Schindelverband blieb in der Regel 10 bis 12 Tage
liegen, dann wurde die innere Schiene entfernt. Mit aktiven Bewegungsübungen
im Schultergelenk wurde schon nach wenigen Tagen begonnen, ebenso im Hand-
und Ellbogengelenk.

Nebenverletzungen und Komplikationen während der Behandlung.

Nebenverletzungen kamen verhältnismäßig wenig zur Beobachtung.
Nur einmal ereignete sich eine schwere Schädigung des Nervus radialis, vermutlich durch direkte schwere Quetschwirkung. Es handelte sich um einen
langen Spiralbruch. Im Laufe des dem Unfall folgenden halben Jahres klangen
die Lähmungserscheinungen völlig ab. Eine sekundäre Radialisschädigung
mit der zunehmenden Kallusbildung entwickelte sich in keinem Falle. Ein
Verletzter hatte neben einem rechtsseitigen Oberarmbruch im oberen Drittel
außerdem eine Auseinandersprengung im zugehörigen Acromio-Klavikular-
gelenk erlitten. Die Gelenkenden wurden primär durch Drahtnaht miteinander
vereinigt. Auch hier lag eine direkte Quetschwirkung vor. Bei zwei Fällen war
es außerdem noch zu Beckenbrüchen leichterer Art gekommen.

Heilergebnisse.

Die Gesamtbehandlung der unkomplizierten Oberarmbrüche nahm durchschnittlich 60,4 Tage in Anspruch, die durchschnittliche Konsolidationszeit
betrug 42 Tage. Diese Zahlen entsprechen den sonstigen Feststellungen. Nur
ist zu berücksichtigen, daß unter der Dauer der Behandlung sonst meistens nur
die Krankenhausbehandlung, nicht aber die Gesamtbehandlungszeit verstanden
wird. Diese ist bei unseren Fällen verhältnismäßig sehr kurz, namentlich
wenn man berücksichtigt, daß die Leute meist zur schweren Arbeit entlassen
worden sind.

Funktionelle Ergebnisse.

Zur Nachprüfung gelangten 39 unkomplizierte Schaftbrüche. Bei 32,
d. h. 82% der Verletzten fand sich im Schulter- und Ellbogengelenk nach Abschluß der Behandlung keine Bewegungsbeschränkung mehr. Bei 7 Verletzten
= 17,9% war die Beweglichkeit im Schultergelenk noch beschränkt, und zwar
konnte in 2 Fällen der Arm seitlich-aufwärts und vorwärts-aufwärts nur bis
90 Grad erhoben werden, wobei die Rollbewegungen ebenfalls bei dem einen der
Verletzten zur Hälfte behindert waren. Je einmal war die seitliche Bewegung
bis 80, die Vorwärts-Aufwärtsbewegung bis 100 Grad, dann bis 90 und 100 Grad,
90 und 115 Grad, 100 und 100 Grad, sowie 120 und 155 Grad möglich. In 6 Fällen
fand sich nach Abschluß der Behandlung eine Bewegungsbeschränkung im
Ellbogengelenk, und zwar war 5 mal nur eine Streckung im Ellbogengelenk
bis zu einem Winkel von 155, bzw. 160 Grad möglich. Die Beugung unter diesen
5 Fällen war zweimal nur bis zu einem Winkel von 90 Grad auszuführen. Einmal
war am Ellbogengelenk nur die Beugefähigkeit behindert, d. h. nur bis zu 60 Grad
möglich. Schließlich vermochte noch ein Verletzter infolge einer anfänglichen
Radialislähmung den Faustschluß nicht völlig auszuführen.

Erwerbsverminderungen.

Von den unkomplizierten Oberarmschaftbrüchen gelangten insgesamt 33 Fälle zur Begutachtung und regelmäßigen Nachuntersuchung. Davon wiesen bei Beginn der 14. Woche bereits 12 Verletzte keine Erwerbsbeschränkung mehr auf, bei dem Rest stehen die Angewöhnungsrenten durchaus im Vordergrunde. So erhielten 10 Verletzte eine Rente entsprechend einer Erwerbsverminderung von $10\,\%$, 6 von $20\,\%$, 3 von $25\,\%$ und nur einer — es handelte sich hier um die Nachwirkungen der Radialislähmung — von $33^1/_3\,\%$. Nach Ablauf eines Jahres bezog nur noch 1 Verletzter eine Rente entsprechend einer Erwerbsverminderung von $10\,\%$ (vgl. die Statistik am Schlusse dieses Kapitels).

Die unkomplizierten suprakondylären Brüche.

Der suprakondyläre Bruch ist vorwiegend ein Bruch des Wachstumsalters. Auch bei unserem Material ist die Zahl dieser Brüche im ersten Dezennium am häufigsten. Es entfallen auf diesen Zeitabschnitt von den 23 Frakturen allein 15. Im zweiten Dezennium wurde der Bruch 6 mal beobachtet, die anderen beiden Frakturen ereigneten sich im 4. und 6. Jahrzehnt. Darunter war der eine schwer kompliziert und wird später gesondert besprochen werden. Bei 10 Verletzten kam der Bruch durch Sturz auf die Hand bzw. den Vorderarm zustande. Hier ist also die Fraktur als indirekte aufzufassen. 6 mal erfolgte der Sturz direkt auf den Ellbogen, 2 Verletzte erlitten den Bruch durch Quetschungen zwischen Wagen und Balken usw., 4 durch Aufschlagen schwerer Gegenstände auf die Ellbogengelenksgegend und nur einer durch Steinfall.

14 Frakturen waren Extensionsfrakturen. Das untere Bruchstück wies die typische Verschiebung nach hinten auf, bei 2 dieser Brüche fand sich außerdem noch eine Abweichung nach außen, bei 2 anderen nach innen. 3 Verletzte zeigten eine Verschiebung des unteren Bruchstückes nach vorn, bei 2 anderen fand sich vorwiegend eine Verschiebung nach innen, bei einer Fraktur nach außen. Nur bei 4 Brüchen war keine nennenswerte Verschiebung zu verzeichnen.

Komplikationen.

In einem Falle kam es zu einer geringen Radialisschädigung, doch ging die Lähmung nach wenigen Wochen zurück. Sonst wurden bei diesen Brüchen keinerlei Gefäß- und Nervenschädigungen beobachtet. Dagegen kam es bei einem 15 jährigen Jungen durch Sturz von der Leiter gleichzeitig zu einem Speichenbruch desselben Armes mit sehr starker typischer Abweichung des peripheren Bruchstückes. Der Verletzungsmechanismus dürfte so gewesen sein, daß der Junge zunächst auf die vorgestreckte Hand schlug, sich hierbei jedoch die Gewalt nicht völlig erschöpfte, sondern fortwirkend noch zur Frakturierung des Oberarmes führte. In einem anderen Falle erlitt ein 8 jähriger Junge außer einem suprakondylären Bruch noch einen komplizierten Vorderarmbruch. Er wurde von einem Esel getreten und hatte im Augenblick des Auskeilens zur Abwehr die Hand vor das Gesicht gehalten und den Arm hierbei im Ellbogengelenk gebeugt. Der Vorderarm fing den Hauptschlag auf, die nicht völlig erschöpfte Kraft führte dann noch zur suprakondylären Fraktur des Oberarmes.

Behandlung.

Die Einrichtung wurde stets im Chloräthylrausch durch Zug an beiden Bruchenden vorgenommen, wobei besonderer Wert darauf gelegt wurde, vorsichtig mit den Fingern durch die erschlaffte Muskulatur hindurch die Bruchenden herauszutasten und sie durch massierende Bewegung in korrekte Stellung zueinander zu bringen. Wir haben mit diesem Vorgehen sehr gute Erfolge erzielt, bessere als durch die Anwendung brüsker Gewalt.

Die Fixation der Bruchstücke fand dann fast ausschließlich durch eine Gipsschiene statt, welche an der Streckseite des Armes angewickelt wurde. Das Ellbogengelenk wurde dabei rechtwinklig gebeugt und der Vorderarm in Supinationsstellung gebracht. In die Ellenbeuge wurde zum Schutze gegen Druckschädigung ein kleines Zellstoffpolster gelegt. Das Schultergelenk wurde vom Verbande frei gelassen, das Handgelenk zunächst mitfixiert. Bestand starke Neigung zur Abweichung der Bruchstücke, so wurde außerdem noch eine kürzere Gipsschiene an der Beugeseite des Armes angewickelt. Dieses Vorgehen war in 8 Fällen erforderlich. 2 Patienten, bei denen keine Verschiebung eingetreten war, konnten vom ersten Tage an verbandlos behandelt werden. Zur Extensionsbehandlung sind wir nur in 2 Fällen genötigt gewesen. Hier war eine sichere Fixation der Bruchstücke im Gipsschienenverbande nicht möglich. So wurde mit Hilfe von Köperstreifen ein Mastisolzug an den im Schultergelenk rechtwinklig abduzierten Oberarm angebracht, der Unterarm wurde senkrecht suspendiert. Nach 6—8 Tagen konnte bei den Kindern in der Regel der Verband zum erstenmal entfernt und mit Bewegungsübungen im Ellbogen- und Schultergelenk begonnen werden. Nach 14 Tagen kamen die fixierenden Schienen gewöhnlich in Fortfall. Einigemal ist es durch Schienendruck bei Kindern in der Ellenbogengegend zu kleinen Hautschädigungen gekommen, die aber stets in Kürze ausheilten. Der Mastisolzugverband führte häufiger zu Hautschädigungen, denen durch die bei der Verletzung vorangegangene Druckschädigung der Haut Vorschub geleistet wurde.

Ergebnisse der Behandlung.

Die Dauer der Gesamtbehandlung betrug bei den unkomplizierten Fällen durchschnittlich 32,1 Tage. Die Konsolidation nahm durchschnittlich 17,5 Tage in Anspruch. Es klafft hier im Gegensatz zu Feststellungen an anderen Frakturformen zwischen der Dauer der Konsolidation und der Zeit der Gesamtbehandlung eine erhebliche Zeitspanne. Diese Tatsache beweist unseres Erachtens die Notwendigkeit der aktiven mobilisierenden Behandlung. Diese ist aber bei der Mehrzahl der Frakturen, weil es sich um Kinder handelt, nicht in dem Umfange möglich gewesen, wie bei Erwachsenen. Die medico-mechanische Nachbehandlung ist bei den Kindern viel mühsamer und zeitraubender.

Funktionelle Ergebnisse.

Die folgenden Feststellungen beziehen sich ausschließlich auf die Abgangsbefunde bei der Entlassung aus der stationären Behandlung. Danach war unter den 21 jugendlichen unkomplizierten Frakturen bei 6 Verletzten die Beweglichkeit im Ellbogengelenk frei, bei den übrigen 15 Fällen war die Beugung im

Ellbogengelenk durchschnittlich zunächst bis zu 60,3 Grad möglich, die Streckung bis zu 165 Grad. Diese Bewegungsbeschränkungen sind aber in der Mehrzahl der Fälle während der späterhin durchgeführten ambulanten medico-mechanischen Nachbehandlung beseitigt worden. Leider sind bei der endgültigen Entlassung aus der Behandlung ausreichende Aufzeichnungen nicht vorhanden. Abweichungen im Sinne einer Valgus- oder Varusstellung konnten nicht festgestellt werden. Auch zeigten spätere Untersuchungen keine Herausbildung einer Varusstellung, wie sie etwa infolge von Wachstumsstörungen im medialen Anteil der unteren Epiphyse hätte zustande kommen können. Ein unkomplizierter Bruch eines 52 jährigen Mannes heilte mit einer unbedeutenden Streckbehinderung aus.

Erwerbsverminderung.

Zur späteren Begutachtung gelangten von den unkomplizierten Brüchen nur 3 Fälle, was bei der Häufigkeit der Bruchform im jugendlichen Alter nicht Wunder nimmt. In einem Falle war nach Ablauf der 13. Woche überhaupt keine Erwerbsverminderung zurückgeblieben, in einem 2. Falle zunächst eine solche von 10%, die nach Ablauf eines halben Jahres ebenfalls fortfiel. Im 3. Falle — es handelt sich um den 52 jährigen Mann — blieb zunächst eine Erwerbsverminderung von 20% zurück, die später auf 10% herabgesetzt wurde. Bei den Kindern sind nach den Untersuchungsergebnissen beim Abschluß der Behandlung für die späteren Jahre des Erwerbslebens beschränkende Folgen nicht anzunehmen.

Brüche im chirurgischen Hals.

Von dieser Frakturform kamen 16 Fälle zur Beobachtung und Behandlung. Der Bruch ist sonst wohl überwiegend eine Fraktur des Alters jenseits des 50. Lebensjahres. Wenn wir bei unseren Fällen 7 derartige Brüche zwischen dem 15. und dem 19. Lebensjahr feststellen konnten, so hat das wieder seine Ursache in der Eigenheit unseres Verletzungsmaterials. Je 2 Frakturen ereigneten sich im 4., 2. und 6. Dezennium, 3 Verletzte endlich standen im 7., einer im 8. Lebensjahrzehnt.

Nachforschungen bei unseren Verletzten bestätigten die Auffassung, daß der Bruch sich hauptsächlich durch direkten Fall auf die Schulter ereignet. Denn 11 Frakturen sind beim Fall durch direktes Aufschlagen mit der Schulter zustande gekommen. 2 Brüche ereigneten sich durch Sturz auf den Arm bzw. die Hand, 2 Verletzte wurden mit der Schulter zwischen Kohlenwagen und Balken gequetscht, und nur einer erlitt den Bruch durch Steinfall.

Die durch den Muskelzug bedingte typische Abweichung des unteren Bruchstückes ist die nach innen und oben. Eine derartige Verschiebung fand sich bei unseren Verletzten nur 4 mal. Bei 3 Fällen war es zu einer Abknickung des unteren Bruchstückes nach hinten gekommen (Hyperextensionsbruch nach Iselin), bei 2 Verletzten zu einer reinen Abweichung nach innen. 6 Patienten wiesen keine nennenswerte Verschiebung der Bruchstücke auf, darunter befand sich eine sichere Einkeilung. Bei 1 Verletzten endlich fand sich neben einer Einkeilung gleichzeitig eine geringe Verschiebung des unteren Bruchstückes nach innen zu.

Behandlung.

Bei der Behandlung standen die fixierenden Methoden im Hintergrunde.
13 Verletzte wurden nach erfolgter Reposition mit der Extension behandelt.
Der Arm wurde senkrecht und gleichzeitig etwas nach außen und hinten zu
suspendiert. Die Belastung schwankte zwischen 7 und 10 Pfund. Zum An-
bringen der Extension wurden teils Mastisolverbände verwendet, welche an dem
gestreckten Ober- und Unterarm gelegt wurden. In Fällen, wo keine nennenswerte Verschiebung vorhanden war und somit auch nur eine kürzere Zeit dauernde
Extension erforderlich wurde, genügte die Extension mit Hilfe einer Leder-
manschette, welche nach Filzunterpolsterung an der Handgelenksgegend angebracht wurde. Nach 6—8 Tagen begann der Verletzte mit aktiven Bewegungsübungen, indem er veranlaßt wurde, den Arm im Ellbogengelenk zu beugen und
das Gegengewicht emporzuziehen. Nur die Verletzten, denen man mit Rücksicht
auf ihr Alter eine mehrtägige Bettruhe nicht zumuten konnte, wurden zunächst
mit einem Fixationsverband behandelt. Es fand dann nach erfolgter Einrichtung
eine Lagerung des im Ellbogengelenk rechtwinklig gebeugten Armes auf einem
Triangelverband statt, welcher aus Kramerschienen mit Hilfe von Gipsbinden
hergestellt worden war. In 2 weiteren Fällen wurde die Colmersche Schiene
benutzt. Auch bei diesen Verletzten trat bei den ersten Anzeichen der Konsolidation die Extensionsbehandlung während der Nacht in ihr Recht.

Nebenverletzungen und Komplikationen.

Gleichzeitige Nervenschädigungen gelangten nicht zur Beobachtung.

Als komplizierender Nebenbefund wurde bei einem 40jährigen Manne neben
einem Bruch des Oberarmes im Halsteil noch ein Spiralbruch im mittleren Drittel
festgestellt. Das obere Schaftdrittel war in mehrere größere Knochensplitter aufgeteilt.
Der Betreffende war von einer Leiter 4 m hoch auf den linken Arm geschlagen. Die
Kraft dürfte sich nach Frakturierung des Schaftes noch nicht völlig erschöpft haben,
sondern hat dann noch zu einem Bruch im Halsteil geführt.

Bei einem Verletzten kam es infolge schwerer Hautabschürfungen der Schulter-
gegend zu einer Vereiterung des Bruchhämatoms und im Anschluß daran zu einer Vereiterung des Schultergelenks. Als Erreger wurden Streptokokken nachgewiesen. Das
Gelenk wurde eröffnet, drainiert und regelmäßig mit Rivanollösung gespült. Die Eiterung
ging verhältnismäßig schnell zurück; bei der Entlassung aus der stationären in die ambu-
lante Behandlung war eine selbsttätige seitliche Beweglichkeit im Schultergelenk und
eine Bewegung nach vorn und aufwärts bis zu 50 Grad vorhanden.

In einem anderen Falle war nachträglich der Kopf vom Schaftteil mit der typischen
Dislokation wieder abgerutscht und in dieser Stellung fest verheilt. Die Beweglichkeit
des Armes nach vorn erfuhr hierdurch eine starke Behinderung. 40 Tage nach dem Unfall
wurde daher die Bruchstelle freigelegt und das obere Ende des unteren Bruchstückes entsprechend abgemeißelt. Einwandfreier Heilverlauf. Bei der Entlassung konnte der Arm
vorwärts-aufwärts bis 155 Grad erhoben werden.

Ergebnisse.

Die Dauer der Gesamtbehandlung betrug im Durchschnitt 49,2 Tage,
die Konsolidationszeit 23,4 Tage. Der nachträglich komplizierte Fall mit einer
Gesamtbehandlungszeit von 208 Tagen ist in dieser Rechnung nicht berücksichtigt.

Bei 6 von den 13 Fällen fand sich bei der Entlassung aus der Behandlung
freie Beweglichkeit im Schulter- und Ellbogengelenk vor. Hierbei handelt es

sich vorwiegend um jugendliche Verletzte. In 4 weiteren Fällen war die seitliche Beweglichkeit unbehindert, die Vorwärts-Aufwärtsbewegung bis zu einem Winkel von 120, bzw. 140, 155 und 170 Grad möglich.

Ein 75 jähriger Mann wurde mit einer seitlichen Beweglichkeit bis zur Wagrechten entlassen. Vorwärts-aufwärts konnte er den Arm bis 100° erheben. Bei 3 Verletzungen endlich, welche sämtlich dem höheren Alter angehörten, bestand bei Abschluß der stationären Behandlung eine seitliche Beweglichkeit von 50, 50 und 90°, und eine Vorwärts-Aufwärtsbewegung des Armes bis 90, 50 und 90°.

Bei diesen Verletzungen handelte es sich ausschließlich um Privatfälle. Die Angaben entsprechen dem Zustande bei der Entlassung aus der stationären Behandlung. Es ist als sicher anzunehmen, daß während der ambulanten Nachbehandlung eine wesentliche Besserung der Unfallfolgen eingetreten ist, doch fehlen leider die Aufzeichnungen beim Abschluß der Gesamtbehandlung.

Der Seltenheit wegen sei noch ein Fall aus dem Jahre 1924 mitgeteilt:

Ein 79 jähriger Mann zieht sich einen Bruch im rechten Schulterblatthals und im Halsteil des r e c h t e n Oberarmes zu. Er wird ausschließlich nach der Extensions-Suspensionsmethode behandelt. Es trat überraschend schnell Konsolidation ein. Bei der Entlassung war die Beweglichkeit im Schultergelenk nur noch in den äußersten Graden eingeschränkt.

Wir haben nach diesen Ergebnissen keine Veranlassung gehabt unsere Verbandmethode abzuändern. Nur bei älteren Leuten dürfte mitunter aus den bereits angeführten Gründen die Notwendigkeit einer gewissen Fixationsbehandlung vorliegen, oft genug aber dann unter Gefährdung des funktionellen Resultates.

Erwerbsverminderung.

Die Mehrzahl dieser Verletzungen waren keine Betriebsunfälle, nur bei 6 Fällen fanden Nachuntersuchungen und Rentenfestsetzungen statt. Bei 2 jugendlichen Arbeitern war bei Beginn der 14. Woche keine Erwerbsverminderung mehr vorhanden, ein Verletzter erhielt zunächst eine Rente entsprechend einer Erwerbsverminderung von $10\,^0/_0$, 2 von $20\,^0/_0$ und 1 von $33^1/_3\,^0/_0$. Nach Ablauf eines Jahres bezogen nur noch 2 Verletzte eine Rente von 20 bzw. $10\,^0/_0$, ebenso nach 2 Jahren. Hierbei waren 3 Verletzte je 17 bzw. 18 Jahre alt, 2 andere zwischen 30 und 40 und einer 66. Der Verletzte, welcher zunächst in seiner Erwerbsverminderung auf $33^1/_3\,^0/_0$ geschätzt wurde, ist der Fall, bei dem sich eine sekundäre Schultergelenksvereiterung entwickelt hatte. Im allgemeinen dürfte nach unseren wesentlich zahlreicheren späteren Beobachtungen bei Leuten über 40 Jahren mit einer durchschnittlichen Dauerrente von $10-20\,^0/_0$ zu rechnen sein.

Kondylenfrakturen.

Hiervon wurden 8 Fälle beobachtet und stationär behandelt. Diese Zahl ist auffallend gering und dadurch erklärt, daß die Bruchform vorwiegend eine Fraktur des jüngeren Alters ist und die Kinder dann mehr in örtliche Krankenhäuser gebracht werden als zu uns. Die ältesten dieser Verletzten waren 30 und 31 Jahre alt, 2 Kinder waren unter 10 Jahren, die anderen Verletzten zwischen 10 und 20 Jahren. 4 mal war der äußere Kondylus, 4 mal der mediale Epikondylus betroffen, in 2 Fällen handelte es sich dabei am inneren Epikondylus um reine Epiphysenlösungen. Je einmal war vom äußeren und inneren Gelenkknorren nur eine erhebliche Knochenabsprengung zustande gekommen.

Die Verletzung ereignete sich in der Mehrzahl durch direktes Aufschlagen mit dem Ellbogen bzw. Quetschung der Ellbogengelenksgegend zwischen Wagen und Lokomotive, 2 mal durch Sturz auf den vorgestreckten Vorderarm und einmal auf die vorgestreckte Hand.

Komplikationen.

Bei einem 18 jährigen Verletzten kam es zur Verlagerung des vom inneren Gelenkknorren abgesprengten Knochenstückes ins Gelenk. Es wurde die Bruchstelle freigelegt, das Knochenstück aus dem Gelenk herausgezogen und, da es mit den Weichteilen noch gut zusammenhing, an seine ursprüngliche Stelle zurückgebracht, wo es reaktionslos zur Anheilung kam.

In einem anderen Falle handelte es sich um einen 10 jährigen Jungen mit einer Knochenabsprengung am äußeren Gelenkknorren. Hier war trotz Reposition und anfänglicher Fixation des Armes auf einer dorsalen Gipsschiene eine knöcherne Anheilung ausgeblieben, vielmehr ragte später das Knochenstück störend in den Gelenkspalt hinein. Es wurde operativ entfernt. Bei der Entlassung betrug die Beugefähigkeit im Ellbogengelenk 65⁰, die Streckfähigkeit 175⁰.

Behandlung.

Außer den beiden eben erwähnten Fällen war es sonst zu Verschiebungen der Bruchstücke erheblicheren Grades nicht gekommen, so daß nach wenigen Tagen mit aktiven und passiven Bewegungsübungen begonnen werden konnte. Nur in einem Falle war zunächst eine dorsale Gipsschiene angelegt worden.

Ergebnisse.

Die Dauer der Gesamtbehandlung betrug im Durchschnitt 26,6 Tage. Bei den Kindern beanspruchte die Behandlung im allgemeinen längere Zeit, weil sie zu aktiven Bewegungsübungen nur schwer zu bewegen waren, die Bergleute nahmen nach 26, 46 und 51 Tagen die Arbeit wieder auf.

Die durchschnittliche Beweglichkeit im Ellbogengelenk lag zwischen 73,8 und 168,3 Grad. Diese Daten beziehen sich aber vornehmlich auf die Feststellungen bei der Entlassung aus der stationären Behandlung. Bei der weiteren ambulanten Behandlung haben sich bei den Kindern die Bewegungsbeschränkungen noch erheblich gebessert. Ein Verletzter wies bei Abschluß der stationären Behandlung völlig freie Beweglichkeit im Gelenk auf.

Erwerbsverminderung.

Bei einem Verletzten lag bei Beginn der 14. Woche keine Erwerbsverminderung mehr vor, bei einem anderen zunächst eine Erwerbsverminderung von 20⁰/₀, nach einem halben Jahre von 10⁰/₀. Ein Jahr später war auch hier eine meßbare Erwerbsverminderung nicht mehr festzustellen.

Die komplizierten Oberarmbrüche.

Von diesen 99 Oberarmbrüchen waren, die 3 Amputationsfälle mit eingerechnet, 16 Brüche kompliziert, und zwar war dabei 10 mal der Oberarmschaft betroffen, 3 mal die Kondylengegend, 2 mal handelte es sich um suprakondyläre Frakturen und einmal war das ganze untere Drittel des Oberarmes mit dem Ellbogengelenksabschnitt zertrümmert.

Die Verletzungen wurden in erster Linie durch Stein- und Kohlefall hervorgerufen, sodann aber sind auch die Quetschungen zwischen Wagen und die Förderkorb-Aufzugverletzungen die Ursache dieser schweren Brüche.

Bei 7 Fällen waren eine oder mehrere Durchstechungswunden mit zerfetzten Wundrändern und einer Wundlänge bis zu 4 cm vorhanden, 9 mal handelte es sich um sehr ausgedehnte Wunden, die Knochenenden lagen nach Abnahme des Verbandes in der Wunde frei zutage, die Muskulatur war vielfach zerrissen.

Von den Durchstechungsfrakturen wurden die Wunden 5 mal primär durch Naht geschlossen, in 2 Fällen wurde nur ein steriler Tupfer auf die Wunde gelegt. Die anderen 6 Fälle — die 3 Amputationsfälle abgerechnet — gelangten 5 mal zur Versorgung mit der primären Naht und nur einmal wurde in die Tiefe der Muskulatur ein Drain geführt.

Gelegentlich der Wundversorgung fand bei 2 Frakturen des Schaftes eine Fixation der Bruchenden mit Hilfe von Laneschen Klammern statt. Es handelte sich beide Male um sehr schwer komplizierte Brüche mit großen Wunden und Zerreißungen von M. biceps bzw. M. triceps mit Durchtrennung der Nn. radialis und medianus. Eine Verletzung ist durch eine Arthroplastik bemerkenswert.

Durch einen Sprengschuß war es zur völligen Zertrümmerung der Kondylen des Oberarmes gekommen. Der Kondylenteil wurde reseziert, der Stumpf des Oberarmknochens gegen die unversehrte Gelenkfläche der Elle gestellt, Muskulatur und Haut mit lückenloser Naht geschlossen.

Als Verbandsmethode wurde 6 mal der schon beschriebene Gipsschindelverband gewählt, darunter bei 4 Durchstechungsfrakturen. Bei 2 Durchstechungsfrakturen, es handelte sich um suprakondyläre Brüche, fand zunächst die dorsale am Ober- und Unterarm angelegte Gipsschiene Verwendung, ebenso bei der schon erwähnten Arthroplastik. Einmal wurde bei einem Verletzten mit einer Schaftfraktur der schon beschriebene Mastisolzugverband angelegt. In einem anderen Falle mit Abbruch des inneren Gelenkknorrens und Eröffnung des Gelenkes wurde nach Reposition des ausgesprengten Knochenstückes und Einbringen von Phenolkampfer ins Gelenk der Arm in Streckstellung des Ellbogengelenks ohne besondere Fixation verbunden. Bei den mit Laneschen Klammern fixierten Brüchen wurde der Arm einmal auf einer Triangel gelagert, im anderen Falle durch einen zirkulären Gipsverband fixiert.

9 Verletzte gelangten zur primären Heilung, hiervon 5 Durchstechungsfrakturen, darunter eine nicht durch Naht geschlossene, und 4 Fälle mit größeren Wunden. Unter diesen befindet sich der Verletzte mit der Gelenkplastik und der Fall mit dem Abbruch des medialen Gelenkknorrens und Eröffnung des Gelenkes. Bei dieser Verletzung entwickelte sich infolge der schweren Quetschwirkung eine oberflächliche Hautnekrose, ohne daß jedoch dadurch die Bruchstelle in Mitleidenschaft gezogen wurde. Man kann daher diesen Fall wohl noch zu den primär verheilten Verletzungen rechnen. Bei einer Durchstechungsfraktur, welche durch einen Sprengschuß zustande gekommen war, trat am Tage nach der Verletzung Gasbrand auf. Wie der Erreger in die Wunde gekommen ist, erscheint bei den eigentümlichen Verhältnissen unter Tage verwunderlich, jedenfalls hat der Erreger in der schwer gequetschten Muskulatur gute Entwicklungsbedingungen gefunden. Infolge des Schindelverbandes

wurden die Hautveränderungen leider sehr spät, zu spät bemerkt. Trotz sofortiger hoher Absetzung des Armes konnte das Leben nicht mehr gerettet werden. Die mit Lanescher Klammer behandelten Fälle verliefen beide ungünstig. Bei dem einen entwickelte sich wenige Tage nach der Verletzung eine Gangrän des Armes, bei dem 2. Falle kam es zur Infektion der Bruchstelle. Im Verlauf der Behandlung mußte die Klammer mit den sequestrierten Knochenenden entfernt werden. Es kam zu Pseudarthrosebildung, die Radialis-, sowie die teilweise Medianuslähmung blieben bestehen. Eine Durchstechungsfraktur, die unversorgt geblieben war, heilte ebenfalls nicht primär.

3 Verletzte gingen im Verlauf der Behandlung zugrunde, einer an den unmittelbaren Folgen der Verletzung (Gasbrand), 2, bei denen der Bruch primär verheilt war, an den Folgen anderer erlittener Verletzungen (Wirbelbruch, Brustquetschung).

Bei 9 Verletzten konnte eine Nachuntersuchung zur Nachprüfung der funktionellen Fähigkeiten vorgenommen werden. Hierbei handelte es sich 5 mal um primär geheilte Durchstechungsfrakturen. Ihr Heilergebnis unterscheidet sich in funktioneller Beziehung wenig von den unkomplizierten Brüchen, 2 Verletzte hatten überhaupt keine Bewegungsbeschränkung zurückbehalten, bei einem war die Beweglichkeit im Schultergelenk in den äußersten Graden behindert, bei 2 Verletzten mit Frakturen am Ellbogengelenksabschnitt war eine Beweglichkeit zwischen 60 und 180 bzw. 70 und 130 Grad verblieben.

Einer besonderen Erwähnung bedarf der Verletzte mit der Resektion des Kondylenabschnittes. Hier bildete sich zunächst eine Knochenspange zwischen Olekranon und hinterem Umfange des Oberarmknochens aus. Nach gewaltsamer Mobilisierung und fleißiger medico- mechanischer Nachbehandlung wurde der Verletzte schließlich so weit gebracht, daß er mit guter Kraft den Arm im Ellbogengelenk bis 85 Grad beugen und 130 Grad strecken konnte. Auch Drehbewegungen im Vorderarm vermochte er auszuführen. Zwei Verletzte mit größeren Wunden, aber primärer Heilung — ein suprakondylärer Bruch und der Abbruch des inneren Gelenkknorrens — erreichten im Ellbogengelenk eine Beweglichkeit zwischen 65 und 180 bzw. 85 und 145 Grad. Daß bei dem schweren mit Pseudarthrosenbildung geheilten Bruch das funktionelle Ergebnis schon anbetrachtlich der fortbestehenden Radialis- und teilweisen Medianuslähmung schlecht war, bedarf keiner besonderen Erwähnung.

Erwerbsverminderung.

9 Verletzte gelangten zur Begutachtung. Von den Amputationsfällen abgesehen, schwankte die Schätzung der Erwerbsverminderung nach Abschluß der Behandlung bei 8 Fällen zwischen 10 und 30% ($2=10\%$, $4=20\%$, $1=25\%$, $1=30\%$).

Nach Ablauf eines Jahres hatte sich die Beweglichkeit in den Gelenken so weit gebessert, daß bei 5 Verletzten eine meßbare Erwerbsverminderung nicht mehr festgestellt werden konnte. Bei einem bestand noch eine Erwerbsverminderung von 30% (Resektionsfall), bei 2 eine solche von 10%. Der Verletzte mit der Pseudarthrosenbildung und teilweisen Lähmung des Armes erhielt eine Dauerrente von 50%.

Blutig geheilte unkomplizierte Brüche.

5 mal wurde Gelegenheit genommen, einen unkomplizierten Bruch blutig anzugehen, um wegen steter Abweichung in die alte, fehlerhafte Stellung eine endgültige Retention zu sichern. Zur Fixation fanden stets die Laneschen Schienen Verwendung. Der Wichtigkeit wegen seien die Krankengeschichten im Auszug kurz mitgeteilt.

1. 6 jähriger Junge. Biegungsbruch des Oberarms in der Mitte. Sofort Freilegung der Bruchstelle, Verschraubung der Bruchenden mit Lanescher Schiene, Schindelverband. Primäre Heilung, Konsolidation nach 22 Tagen. Bei der Entlassung aus der Behandlung am 28. Tage sämtliche Gelenke des Armes frei beweglich.

2. 40 jähriger Mann. Direkte schwere Quetschwirkung der Ellbogengelenksgegend, suprakondylärer Bruch des rechten Oberarmes. Am 12. Tage Freilegung der Bruchstelle, Verschraubung der Enden mit Lanescher Schiene, Fixation des Armes mit Hilfe einer Kramerschiene. Primäre Heilung, Konsolidation 28 Tage nach der Operation. Stationäre Behandlung 47 Tage. Gesamtbehandlung 101 Tage. Beweglichkeit im rechten Ellbogengelenk zwischen 75 und 130°, im Schultergelenk aufwärts bis 125°. Drehbewegungen des Vorderarmes frei. Erwerbsverminderung zunächst 30%, später Besserung der Beweglichkeit, 20 bzw. 10%.

3. 23 jähriger Mann. 10 Wochen vorher suprakondylärer Durchstechungsbruch mit primärer Heilung. Refraktur. Am 8. Tage Freilegung der Bruchstelle, Abmeißelung der Kallusmassen, treppenförmige Anfrischung, Lanesche Schiene, dorsale Gipsschiene. Primäre Heilung, Konsolidation 20 Tage nach der Operation. Stationäre Behandlung 47 Tage, Gesamtbehandlung 72 Tage. Bei Entlassung: Beweglichkeit im Ellbogengelenk zwischen 55 und 165°, Schulter frei. Erwerbsverminderung zunächst 25%, später Besserung der Beweglichkeit 10%.

4. 17 jähriger junger Mensch. Bruch im Collum chir., stark winkelige Abknickung des Kopfteiles gegen den Schaft. Zunächst Reposition, Extensionszug, Wiedereintritt der fehlerhaften Stellung. Am 13. Tage Freilegung der Bruchstelle von einem Schnitt über die Außenseite des Schultergelenks, Fixation durch Y-förmige Lanesche Schiene, des Armes in wagerechter Haltung durch Gipsschiene. Primäre Heilung, Konsolidation am 12. Tage, Dauer der stationären Behandlung 42 Tage, der Gesamtbehandlung 58 Tage. Bei Entlassung Beweglichkeit im Schultergelenk nahezu frei. 20% z. G. für 6 Monate.

5. 66 jähriger Mann. Bruch im Collum chir. mit starker typischer Abweichung des unteren Bruchstückes. Sofortige Freilegung der Bruchstelle, Fixation durch Y-förmige Lanesche Schiene, Lagerung des Armes auf Colmersscher Schiene. Primäre Heilung. Konsolidation 28 Tage nach der Operation, ausgezeichnete Stellung, deutliche Kallusentwicklung. Bei Entlassung aus der stationären Behandlung am 40. Tage seitliches Heben des Armes bis 90°, vorwärts-aufwärts 120°. Nach 13 Wochen Erwerbsverminderung = 25%.

Im Gegensatz zu den bisherigen Beobachtungen insbesondere an den Oberschenkelbrüchen sind die funktionellen Resultate bei der blutigen Reposition der Oberarmbrüche sämtlich befriedigend. Es ist wohl kein Zufall, daß bei den Verletzten, wo am längsten mit der blutigen Reposition gewartet wurde, wo zudem schwere Gewalteinwirkungen und höheres Alter vorlagen, die funktionellen Resultate verhältnismäßig noch am schlechtesten ausgefallen sind, während bei sofort nach dem Unfall erfolgter blutiger Reposition selbst bei höherem Alter des Verletzten eine recht befriedigende Heilung zustande kam. Von ausschlaggebender Bedeutung sind bei allen diesen Fällen für den Erfolg der Wegfall eines ausgesprochen fixierenden Verbandes (zirkulärer Gipsverband) und der Beginn mit frühzeitiger medico-mechanischer Behandlung. In keinem Falle ist es zur nachträglichen Ausstoßung der Klammern gekommen, die Konsolidation hat durch den Eingriff nie eine Verzögerung erlitten.

Zusammenfassung.

Im Gegensatz zu den Beobachtungen an dem übrigen Frakturenmaterial, bei dem die größte Häufigkeit der Frakturen auf das 3. Jahrzehnt fällt, steht bei den Oberarmbrüchen das 2. Jahrzehnt an erster Stelle. Der Grund für diese Tatsache ist darin zu suchen, daß die durch Stürze bedingten Frakturen junger Menschen im Vordergrunde stehen.

Die erste Stelle nehmen der Häufigkeit nach geordnet die Brüche des Schaftes ein, dann folgen die suprakondylären Frakturen als typische Brüche des Kindesalters, dann die Frakturen am chirurgischen Hals.

Die meist erhebliche Schwere der Gewalteinwirkungen brachte es mit sich, daß auch bei den Oberarmbrüchen die komplizierten Frakturen einen verhältnismäßig breiten Raum einnehmen.

Zur Fixation der Bruchenden fand bei den Schaftbrüchen als Normalverfahren der Gipsschindelverband Verwendung, welcher Ellbogengelenk und Schultergelenk freiläßt. Der Verband hat sich bei unkomplizierten Brüchen, wo keine schweren Hautschädigungen vorlagen, und bei komplizierten Frakturen mit kleinen Durchstechungen gut bewährt. Die Extensionsbehandlung wurde nur vereinzelt in Anwendung gebracht.

Für die suprakondylären Frakturen, namentlich der Kinder, fand als Normalverband die Fixation durch eine Gipsschiene statt, welche an der Streckseite des Oberarmes

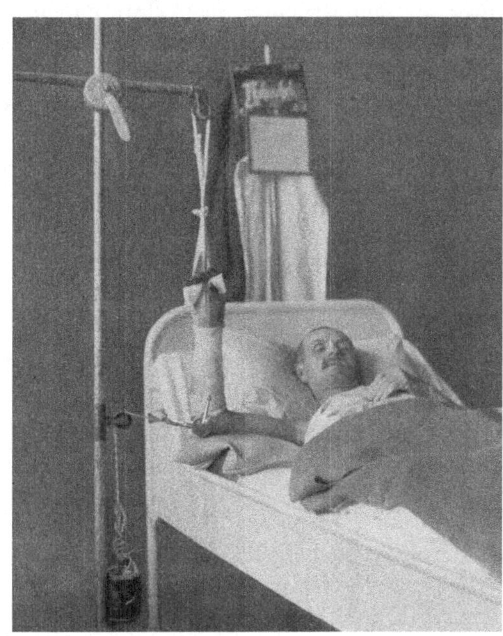

Abb. 10. Drahtzugbehandlung bei kompliziertem Oberarmbruch.

und dem supinierten Vorderarm zur Anwickelung gelangte. Bei Neigung zu stärkerer Verschiebung fand die Fixation durch eine auch an der Beugeseite angelegten Gipsschiene Verstärkung. Der Extensionsverband wurde nur vereinzelt und bei älteren Leuten verwendet. Da wir auch bei dieser Bruchform gelegentlich der Benutzung der Extensionsmethode mit Hilfe von Mastisolzügen Hautschädigungen erlebt haben, sind wir in den letzten Monaten bei Brüchen mit vorangegangener Hautschädigung und komplizierten Frakturen dazu übergegangen, auch die Drahtextension zu verwenden. Der Draht wird durch die Elle 3—4 Querfinger unterhalb der Olekranonspitze durchgelegt. Die Erfahrungen, die wir mit dieser Methode gemacht haben, sind recht befriedigend. Bei schweren komplizierten Frakturen ist verbandlose Wundbehandlung ohne Schädigung möglich, eine nachträgliche Hautschädigung findet nicht mehr statt. Vom Bohrloch ausgehende Komplikationen haben wir bisher nicht beobachtet, ebensowenig Störungen, welche den Bandapparat des Ellbogengelenkes betreffen. Die Methode bietet den Vorteil, daß Bewegungen im Ellbogengelenk vom ersten Tage an vorgenommen werden können (vgl. Abb. 10).

Bei den Frakturen im Collum chirurgicum des Oberarmes liefert die Suspensions-Extensionsmethode zufriedenstellende Resultate. Bei älteren Menschen, denen ein längeres Krankenlager nicht mehr zugemutet werden kann, empfiehlt sich nach erfolgter Reposition Lagerung des Armes in einem Triangelverband.

Die Erfolge bei den blutig reponierten und mit Laneschen Schienen fixierten Frakturen sind im Gegensatz zu den Ergebnissen bei den Oberschenkelbrüchen auch funktionell im großen und ganzen befriedigend. So dürfte mitunter bei den Brüchen im Collum chirurgicum, wenn sich der Kopfteil schwer beeinflussen läßt, eine blutige Reposition am Platze sein. Denn bei dieser Bruchform wirken sich anatomisch unbefriedigende Heilungen auch in funktioneller Hinsicht schwer aus. Bei den supracondylären Brüchen liegt bei Benutzung der Drahtextension diese Notwendigkeit nicht mehr in dem Umfange vor.

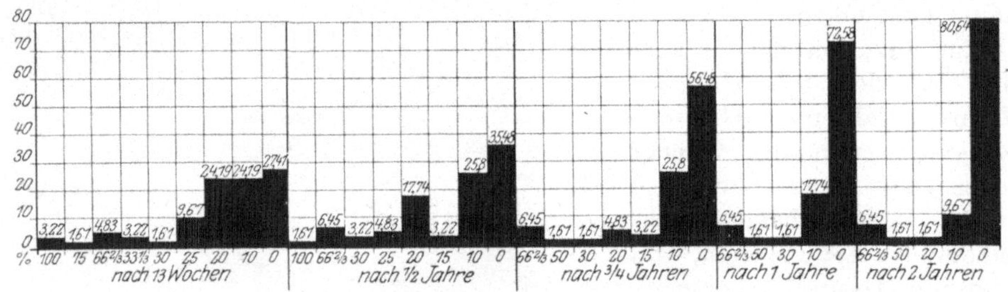

Abb. 11. Erwerbsverminderungen der Oberarmbrüche (unkompliziert, kompliziert, primäre und sekundäre Amputationen), 62 Fälle.

Mit der primären Wundnaht bei komplizierten Brüchen sind unter den im Bergbau gegebenen Verhältnissen die Erfolge gut. Selbst bei großen Wunden soll man vor einer primären Naht nicht zurückschrecken, wenn es einigermaßen möglich ist, das infizierte Gewebe zu entfernen. Zur Vermeidung jeder Druckschädigung und Nekrosenbildung ist bei diesen Frakturen die Verwendung der Drahtextension an der Ulna geboten.

Leitgedanke bei allen Verbänden war die möglichst ausgiebige Belassung aktiver und passiver Beweglichkeit in den Gelenken bei sicherer Fixation der Bruchstelle. Dadurch, daß die mobilisierende Behandlung stets mit der anatomischen Heilung Schritt hielt, ist die Dauer der Gesamtbehandlung im Vergleich zu anderen Feststellungen in der Literatur durchschnittlich kürzer.

Auch die verbliebenen Erwerbsverminderungen sind verhältnismäßig gering, da funktionelle Ausfälle, welche vorwiegend die hohen Grade der Erwerbsverminderung bedingen, durch die gleichzeitige mobilisierende Behandlung ausgiebig bekämpft wurden (Abb. 11).

Die Brüche des Vorderarmes.

In den bezeichneten 5 Jahren fanden 99 Verletzte mit Vorderarmfrakturen Aufnahme und Behandlung, darunter 6 Frauen.

Wie beifolgende Übersicht dartut, ist auch diese Bruchform bei uns am häufigsten im 2. Dezennium beobachtet worden.

Alter	Männer	Frauen
0— 9	7	3
10—19	57	1
20—29	13	—
30—39	4	—
40—49	5	—
50—59	4	1
60—69	3	1
Gesamt	93	6 = 99

Die Tabelle bietet somit ein ähnliches Bild wie bei den Oberarmbrüchen. Auch die Ursachen für die Verletzungen sind die gleichen. Zunächst sind eine Anzahl von Kindern vom 10.—14. Lebensjahr bei dieser Frakturform beteiligt, welche das Analogon zu den typischen Speichenbrüchen der Erwachsenen darstellt; sodann ist, während die Verletzungen durch Stein- und Kohlefall noch mehr in den Hintergrund treten, eine Verletzungsform besonders häufig und betrifft ebenfalls die jugendlichen Arbeiter der Zeche. Wie beifolgende Übersicht lehrt, ist nämlich die Fraktur am häufigsten durch Quetschung zwischen Wagen usw. entstanden. Diese Quetschung des Armes geschieht entweder dadurch, daß die Leute beim Koppeln der Wagen mit der Hand zwischen die Wagen geraten, dann ist die Gewalteinwirkung zweifellos direkt, oder aber, und das wohl noch häufiger, daß beim Wagenschieben ein Wagen von hintenher gegen die Ellbogengelenksgegend stößt, also ein Stoß in der Längsrichtung des Vorderarmes ausgeübt wird. Dann dürfte die Gewalteinwirkung vorwiegend indirekt sein und dem Mechanismus des typischen Speichenbruches sich nähern. Gerade aber die jungen Leute von 16 und 17 Jahren werden zunächst hauptsächlich mit Abschlepperdiensten unter Tage beschäftigt. Daher die Häufigkeit der Bruchform in dieser Altersstufe. So kann man auch diesen Bruch als einen für den Bergmann typischen Bruch bezeichnen.

Quetschung zwischen Wagen, Korb, Zimmerung usw. . . . 39 Fälle
Sturz auf die Hand bzw. den vorgestreckten Arm . . . . 38 „
Stein-Kohlefall, Aufschlagen schwerer Gegenstände . . . . 12 „
Transmissions-Aufzugverletzungen . . . . 8 „
Überfahrung . . . . 1 „
Beim Sport . . . . 1 „
Gesamt 99 Fälle.

Eine Übersicht über die Verteilung der Frakturen auf die einzelnen Bruchhöhen bestätigt die obige Feststellung:

Dicht über dem Handgelenk . . . . 48 Fälle
Übrige Frakturen des unteren Drittels . . . . 20 „
Mittleres Drittel . . . . 25 „
Oberes Drittel . . . . 6 „
Gesamt 99 Fälle.

Die Frakturen dicht über dem Handgelenk stehen somit als Analogon der typischen Speichenfraktur der Häufigkeit nach an erster Stelle. Es fanden sich darunter 9 Fälle mit typischen Speichenbrüchen. Die Elle war bei diesen

Frakturen stets etwa 2—3 Querfinger höher gebrochen. Insgesamt betreffen zwei Drittel aller Frakturen des Vorderarmes das untere Drittel.

Die Verschiebung der Bruchstücke bei den handgelenksnahen Frakturen entsprach meistens der bei den klassischen Speichenbrüchen. Einige Frakturen waren sogenannte „Grünholzfrakturen". Es war zu einem subperiostalen Bruch gekommen mit reiner Achsenknickung des peripheren Bruchstückes vorwiegend nach der Streckseite zu. Bei den Brüchen des mittleren Drittels konnte stets eine erhebliche Verschiebung der Bruchstücke beobachtet werden, vorwiegend mit einer Dislokation der unteren Fragmente im Sinne der Pronation, der oberen im Sinne der Supination (Rotationsfrakturen). Die Frakturen des unteren Drittels waren in der Mehrzahl Biegungsbrüche, während die des mittleren und oberen Drittels meist kurze Schrägfrakturen darstellten.

Von diesen 99 Frakturen gehörten 51 der rechten und 48 der linken Seite an. 18 Brüche waren kompliziert, fast durchweg schwer kompliziert durch direkte, sehr schwere Gewalteinwirkung.

Behandlung der unkomplizierten Brüche.

Die Reposition erfolgte stets im Chloräthylrausch durch allmählichen, sich verstärkenden Zug und Gegenzug am rechtwinklig gebeugten Ellbogengelenk bzw. am Gelenkanteil des Vorderarmes und an der Hand. Die Hand wurde dabei in Supinationsstellung gebracht. Ähnlich wie bei den suprakondylären Brüchen des Oberarmes wurde Wert darauf gelegt, durch scharfes Durchtasten mit den Fingern sich ein genaues Urteil über den Stand der Reposition zu verschaffen und versucht, durch massierende Bewegungen unter Umständen das Resultat zu verbessern. Als Normalverfahren wurde dann unter dauernder Zugwirkung eine Gipsschiene an die Streckseite des Vorderarmes angewickelt. Das Ellbogengelenk blieb grundsätzlich frei, nach abwärts reichte die Schiene bis zu den Grundgelenken der Finger. Die Fixation des Handgelenkes fand zunächst in horizontaler Stellung ohne ulnare Abduktion statt.

In dieser Weise wurden 66 Frakturen behandelt. Bei weiteren 9 Brüchen des mittleren Drittels mit meist starker Verschiebung und großer Neigung zu erneuter Dislokation wurde außerdem noch eine volare Schiene angewickelt, welche nicht nur das Ellbogengelenk, sondern auch meistens das Handgelenk freiließ. 6 Brüche endlich fielen von vornherein der verbandlosen Behandlung anheim.

Die Schienen blieben bis zur Konsolidation liegen, wurden jedoch bereits nach 6—8 Tagen zum ersten Male gelegentlich der Massage- und Heißluftbehandlung und zu vorsichtigen Bewegungsübungen im Handgelenk abgenommen. Die volare Schiene kam stets einige Zeit früher schon in Fortfall.

Heilergebnisse der unkomplizierten Brüche.

Die durchschnittliche Konsolidationsdauer betrug 21,6 Tage, die Dauer der Gesamtbehandlung 36,5 Tage; bei den jüngeren Menschen bis zum 17. Lebensjahre war die Konsolidationszeit entsprechend kürzer, mitunter war bereits nach 14 Tagen Festigung eingetreten, bei älteren Leuten näherte sich die Konsolidationszeit mehr der Dauer der Gesamtbehandlung. Zur Pseudarthrosenbildung ist es bei den unkomplizierten Brüchen außer den gelegentlich der blutigen

Reposition zu erwähnenden Fällen nicht gekommen. Wiederholt konnte die Beobachtung gemacht werden, daß im Bereiche der Elle die Festigung langsamer eintrat als an der Speiche.

Steht bei den typischen Speichenbrüchen vorwiegend die Herstellung der Beweglichkeit des Handgelenkes im Vordergrunde, so bedarf beim Vorderarmbruch die Erhaltung der Drehbewegungen des Armes aller Aufmerksamkeit. Selbst eine gelungene Reposition bietet keine unbedingte Gewähr für die volle Erhaltung dieser Beweglichkeit. Es können Kallusmassen in den Zwischenknochenraum hineinwuchern und alle medico-mechanischen Bemühungen zunichte machen, ganz abgesehen von der Möglichkeit direkter Brückenkallusbildung. Schließlich hat namentlich bei schweren Gewalteinwirkungen das Ligamentum interosseum in der Regel Schädigungen wie Risse, Abrisse, usw. erlitten. Es kommt dann zu Narbenbildungen im Bereiche des Ligamentums und damit zur Verhinderung der vollen Entfaltbarkeit, was sich funktionell wieder in einer Behinderung der Drehbewegungen äußert. Aus diesem Grunde haben wir stets sehr frühzeitig, noch vor Eintritt der völligen Konsolidation vorsichtige aktive und passive Drehbewegungen mit dem Vorderarm ausführen lassen.

Unter 76 Verletzten war nach Abschluß der Behandlung 46 mal, d. h. in 60,5 % der Fälle eine völlig freie Gelenkbeweglichkeit festzustellen. Hierunter fallen vorwiegend die Brüche des unteren Drittels. Bei 6 Verletzten = 7,9 % waren die Drehbewegungen in den äußersten Graden, d. h. weniger als ein Drittel behindert, bei weiteren 7,9 % fand sich eine Einschränkung der Pro- und Supination zu einem Drittel. 9 Verletzte = 11,8 % besaßen eine geringe Einschränkung der Beweglichkeit im Handgelenk, welche nur 2 mal bis zu einem Drittel behindert war. Der Faustschluß endlich war bei 2 Verletzten zunächst etwas eingeschränkt infolge mangelnder Beugefähigkeit der Finger in den Grundgelenken, doch hat sich diese Behinderung nach wenigen Monaten stets gegeben.

Blutige Reposition unkomplizierter Brüche.

Bei 4 Verletzten wurde, weil trotz wiederholter unblutiger Reposition eine einwandfreie Stellung der Speichenbruchstücke nicht zu erzielen war, innerhalb der ersten 3 Tage nach dem Unfall eine blutige Reposition vorgenommen. Die Bruchstelle lag 3 mal in der Mitte des Armes, 1 mal im unteren Drittel. Das Alter der Verletzten betrug 14, 18, 27 und 39 Jahre. In 3 Fällen wurde nur die Bruchstelle freigelegt und die Bruchstücke wurden miteinander verzahnt. Die weitere Fixation wurde durch Anlegen einer Gipsschiene an Streck- und Beugeseite des Vorderarmes bewerkstelligt, die Konsolidation trat nur einmal — bei dem 18 jährigen — in normaler Zeit, nämlich nach 27 Tagen an beiden Knochen ein. Bei der Entlassung war die Gelenkbeweglichkeit bis auf eine geringe Behinderung der Drehbewegungen frei. Bei den andern beiden Verletzten, bei dem 14- und 39 jährigen, war die Konsolidation der Speiche erst am 52. bzw. 96. Tage zustande gekommen. Während bei dem 14 jährigen bei der Entlassung am 60. Tage an der Elle noch eine geringe Federung vorhanden war mit einer Beschränkung der Auswärtsdrehung des Armes um ein Drittel, trat bei dem 39 jährigen bei der Elle keine Festigung ein. 97 Tage nach dem Unfall wurde daher die Bruchstelle wieder freigelegt, eine typische Pseudarthrose war bereits ausgebildet. Sämtliches Bindegewebe wurde entfernt, die Markhöhle an beiden Bruchenden freigelegt und eine Spanverschiebung aus der Elle vorgenommen. 33 Tage nach der Operation war der Bruch der Elle ebenfalls konsolidiert. Bei der Entlassung bestand keine Beschränkung der Bewegungen im Ellbogen- und Handgelenk, jedoch war im Schultergelenk eine geringe Einschränkung der Beweglichkeit festzustellen. Ebenso war die Auswärtsdrehung des Armes um ein Drittel behindert. Die Erwerbsverminderung betrug zunächst 20%.

Bei dem 27jährigen Verletzten endlich wurden die freigelegten Speichenenden mit Hilfe zweier Drahtschlingen in ihrer Stellung festgehalten. 2 Gipsschienen wurden in der üblichen Weise angelegt. Am 42. Tage war an der Speiche nahezu vollständige Konsolidation eingetreten, an der Elle bestand noch freie Beweglichkeit. Es wurde auch hier eine typische Pseudarthrosenoperation ausgeführt, jedoch keine Spanverschiebung, sondern eine Verzahnung der Bruchenden vorgenommen. Erst 80 Tage nach dem Eingriff war auch die Bruchstelle der Elle konsolidiert, bei der Entlassung fand sich eine Behinderung der Ein- und Auswärtsdrehung des Vorderarmes um ein Drittel, im übrigen war das Hand-, Ellbogen- und Schultergelenk frei beweglich. Die Erwerbsverminderung betrug auch hier 20%.

Die komplizierten Vorderarmbrüche.

Von den 18 komplizierten Brüchen scheiden 4 Fälle für die weitere Betrachtung aus. 1 mal ging der Verletzte vor der Wundversorgung an anderen, gleichzeitig erlittenen schweren Verletzungen wenige Stunden nach der Einlieferung zugrunde, bei einem zweiten mußte die primäre Absetzung des Vorderarmes im oberen Drittel wegen völliger Unterbrechung der Gefäß- und Nervenversorgung vorgenommen werden. Das gleiche Schicksal traf einen anderen Verunglückten, auch hier kam es zur Absetzung wegen Gangrän, allerdings erst am 20. Tage nach der Verletzung. Die Erhaltung der Extremität war lediglich als Versuch angesehen worden, denn es war bei der sehr schweren Gewalteinwirkung gleichzeitig zu einer Zerreißung der Arteria ulnaris sowie der Nn. ulnaris und medianus und zu einer Durchtrennung sämtlicher Beugesehnen gekommen. Ein 4. Verletzter endlich ging am 11. Tage nach dem Unfall an Tetanus zugrunde. Ein Sprengschuß hatte ihm eine große Wunde an der Handgelenksgegend mit Eröffnung des Handgelenks beigebracht. Das Gelenkende der Elle war durch die Gewalt fortgerissen worden. Außerdem fand sich eine große Wunde am linken Oberschenkel.

Unter diesen 14 komplizierten Frakturen fanden sich 5 mal Durchstechungsbrüche mit 1—3 Durchstechungswunden. Die übrigen 9 Frakturen wiesen stets große Wunden in einer Ausdehnung bis zu 10 cm und mehr auf mit Hervorstehen des oberen Bruchendes, vornehmlich der Elle. Es ist hervorzuheben, daß die Wunden sich vorwiegend auf der Beugeseite fanden, nur bei 2 Verletzten lagen die Wunden auf der Ellen- bzw. Speichenseite und einmal auf der Streckseite.

Sämtliche Wunden wurden bis auf eine Durchstechungsfraktur primär durch Naht geschlossen. Bei 11 Verletzten wurde dann nach erfolgter

Reposition nur die schon erwähnte dorsale Gipsschiene angewickelt, 3 mal eine Gipsschiene auf der Streck- und Beugeseite des Vorderarmes.

Von den 5 Durchstechungsfrakturen gelangten 4 zur primären Heilung. Nur die eine, bei der kein primärer Nahtverschluß vorgenommen worden war, infizierte sich. Es kam später zu einer Sequestrotomie im Bereiche der Ellenbruchstelle, zu einer Verschlechterung der ursprünglich guten Stellung und infolge des notwendigen länger fixierenden Verbandes bei dem 61 jährigen Mann zu einer erheblichen Versteifung im Handgelenk und zu Bewegungsbeschränkungen in den Fingern.

Eine Durchstechungsfraktur im unteren Drittel war kompliziert durch eine große Wunde am Handrücken mit Brüchen von Mittelhandknochen. Die Strecksehnen waren freigelegt und eine davon zerrissen. Hier blieb infolge dieser Verletzung zunächst eine geringe Behinderung des Faustschlusses zurück. Außerdem bildete sich an der Speiche eine Pseudarthrose aus, welche jedoch später beseitigt wurde. Die Bruchenden wurden freigelegt, angefrischt und durch eine Lanesche Klammer gegeneinander fixiert. Es trat primäre Heilung ein ohne Verzögerung der Konsolidation. Bei der Entlassung war die Beweglichkeit im Handgelenk noch zu einem Drittel eingeschränkt. Die Drehbewegungen des Vorderarmes waren jedoch fast frei.

Die übrigen 3 Durchstechungsfrakturen wiesen nach Abschluß der Behandlung nur noch ganz unbedeutende Beschränkungen in der Bewegungsfähigkeit des Handgelenkes und in den Drehbewegungen auf, bzw. waren fast vollkommen frei in ihrer Beweglichkeit. Bei einem Verletzten war durch den Bruch eine schnell vorübergehende Ulnarisschädigung aufgetreten.

Bei den übrigen 9 Verletzten waren stets große Wunden von 10 und mehr cm Länge vorhanden mit Durchspießung vornehmlich des oberen Ellenbruchstückes. Nach sorgfältiger Wundexzision und vorsichtiger Entfernung der beschmutzten Knochenteile wurde die Reposition vorgenommen, darunter 1 mal mit Hilfe von Knochenhaken die blutige Verzahnung. Stets wurden die Knochenenden mit Phenolkampfer abgerieben und bei Handgelenksnähe auch einige ccm Phenolkampfer in die Wunde vor dem Nahtschluß verbracht. Die Fixation geschah dann 6 mal durch eine dorsale Gipsschiene und 3 mal durch 2 Gipsschienen an der Streck- und Beugeseite des Vorderarmes. Bei 6 Verletzten trat primäre Heilung ein. Bei einem kam es infolge der vorangegangenen Hautschädigung zu einer Randnekrose, ohne daß die Bruchstelle davon in Mitleidenschaft gezogen wurde. Nur bei 2 Verletzten infizierte sich die Bruchstelle. Die Ursache der nicht primären Heilung bildete in ersterem Falle eine Hautnekrose im Bereiche der sehr großen Wunde an der Beugeseite der Handgelenksgegend im ulnaren Abschnitt. Zur Beförderung dieser Nekrose mag eine am 3. Tage nach der Verletzung vorgenommene blutige Reposition und Verzahnung der gebrochenen Speiche beigetragen haben. Es kam später zu einer Sequestrotomie an der Elle. Bei der Entlassung waren die Drehbewegungen des Vorderarmes und die Handgelenksbewegung zur Hälfte behindert, auch der Faustschluß infolge der Narbenbildungen nicht völlig möglich (Erwerbsverminderung = $33^1/_3 \%$ für 6 Monate). Im anderen Falle lagen die Verhältnisse ganz ähnlich. Ebenfalls große Wunde an der Beugeseite mit ausgedehnter Freilegung der Ellenbruchenden. Es bildete sich eine Pseudarthrose im Bereiche der Speiche, eine Pseudarthrosenoperation wurde abgelehnt. Bei der Entlassung bestand eine erhebliche Versteifung der Finger und des Handgelenks. (Erwerbsverminderung = 40 %; später 30 %, Lederhülse.)

Von den primär verheilten Verletzungen ist ein Fall besonders hervorzuheben. Trotz großer Wunde an der Beugeseite und blutiger Verzahnung der Bruchenden heilte die Verletzung ohne jede Bewegungsbeschränkung im Vorderarm und im Handgelenk bei energischer medico-mechanischer Behandlung.

Bei einem anderen Verletzten wurde die Verschiebung eines zweibasigen Lappens vorgenommen.

Es handelte sich hier um eine große Wunde an der Speichenseite. Der sekundäre Defekt wurde nach Thiersch gedeckt. Die überpflanzte Haut kam fast völlig zur Anheilung, bei der Entlassung war die Einwärtsdrehung des Vorderarmes noch um zwei Drittel, die Auswärtsdrehung noch um ein Drittel behindert.

4 weitere primär verheilte Fälle bieten außer einer am 3. Tage blutig erfolgten Reposition der Elle nichts Besonderes. Bei der Entlassung blieb durchschnittlich zunächst eine Behinderung der Drehbewegungen des Vorderarmes um ein Drittel bis ein Halb des normalen zurück. Einmal war auch der Faustschluß anfangs nicht vollkommen möglich.

Ein Fall ist schließlich bemerkenswert durch die gleichzeitig erlittene Mitverletzung derselben Hand.

Abquetschung des Daumens, komplizierter Bruch des Zeigefingers mit großem Weichteildefekt an der Streckseite der Hand und Sehnenverletzung. Hier wurde nach Versorgung des Bruches gleichzeitig eine Muffplastik vorgenommen. Die Wunde an der Bruchseite heilte primär, doch war durch die Art des sonst notwendigen fixierenden Verbandes und die Rücksichtnahme auf die Plastik eine erhebliche Einschränkung der Beweglichkeit des Handgelenkes und auch der Finger eingetreten.

Erwerbsverminderungen.

Zur Begutachtung und den entsprechenden Nachuntersuchungen gelangten im ganzen 70 Verletzte, darunter 14 mit komplizierten Brüchen, auch die, bei denen die erwähnten primären Amputationen notwendig wurden. Es handelt

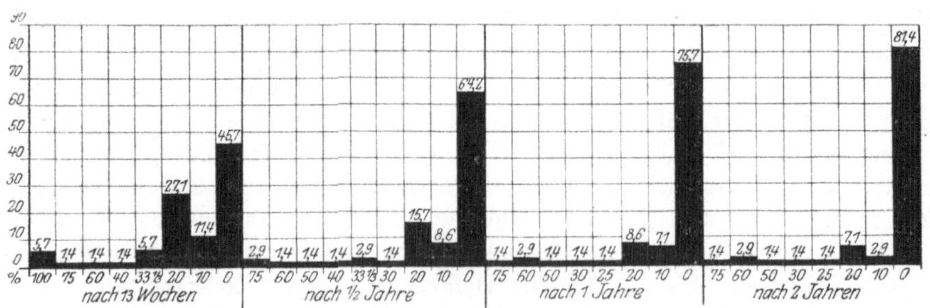

Abb. 12. Erwerbsverminderungen der Vorderarmbrüche (unkomplizierte, komplizierte und Amputationen). 70 Fälle.

sich also bei der errechneten Tabelle der Erwerbsverminderungen durchaus nicht um eine Registrierung der von vornherein günstigen Fälle (s. Abb. 12). Wie die Kurve zeigt, war bei Beginn der 14. Woche, wo die Entschädigungspflicht der Berufsgenossenschaft bisher einzusetzen hatte, bei 32 Verletzten, d. h. bei 45,7 % eine meßbare Erwerbsverminderung nicht mehr festzustellen. Dieses erfreuliche

Ergebnis ist hauptsächlich auf die günstigen Heilergebnisse der Frakturen des unteren Drittels bei den halbwüchsigen Burschen zurückzuführen, doch stehen im übrigen auch bei den anderen Frakturen die Angewöhnungsrenten von 10 und 20 $^0/_0$ im Vordergrunde. Nach einem halben Jahre beziehen bereits 64,2 $^0/_0$, nach einem Jahre 75,7 $^0/_0$ und nach zwei Jahren 81,4 $^0/_0$ der Verletzten keine Rente mehr.

Die Speichenbrüche.

Im ganzen kamen insgesamt 118 Verletzte mit 121 Frakturen zur Beobachtung. Es handelte sich also dabei 3 mal um doppelseitige Radiusbrüche. Bei der sonstigen Häufigkeit gerade dieser Bruchform (20—25 $^0/_0$ aller Frakturen) müßte unser Frakturenmaterial eigentlich viel größer sein, zumal ähnlich den Vorderarmbrüchen auch der Radiusbruch unter die im Bergbau typischen Frakturen zu rechnen ist. Die Ursache ist die gleiche wie bei den Knöchelbrüchen: Derartige Verletzte wandern in die der Unfallstelle nächsten Krankenanstalten ab oder verbleiben zunächst in Behandlung ihrer Bezirksärzte.

Wie die Übersicht über die Verteilung auf das Alter zeigt, findet sich die größte Häufigkeit des Bruches im zweiten und dritten Dezennium. Auch diese Tabelle hat naturgemäß keine allgemeine Gültigkeit, denn es ist bekannt, daß etwa zwei Drittel aller Radiusbrüche sich sonst jenseits des 40. Lebensjahres ereignen (Bange). Die Gründe für die Häufung der Fraktur im 2. und 3. Lebensjahrzehnt sind bereits bei den Vorderarmbrüchen zur Genüge erläutert worden.

Alter	Männer	Frauen
0— 9	1	—
10—19	40	—
20—29	35	2
30—39	11	2
40—49	18	—
50—59	6	—
60—69	2	1
Gesamt	113	5 = 118

Beim Zustandekommen des Bruches steht die direkte Gewalteinwirkung auch bei der Eigenheit unserer Verletzungsart im Hintergrunde. Die beiden Hauptverletzungsformen werden dargestellt durch den Sturz auf die vorgestreckte Hand, also den für den Radiusbruch typischen Verletzungsmechanismus, und durch die Quetschungen, welche sich beim Wagenschieben ereignen. Dieser letztere Verletzungsmechanismus dürfte ebenfalls mehr auf indirektem Wege die Fraktur veranlassen, wie bereits bei den Vorderarmbrüchen ausgeführt wurde. Eine direkte Gewalteinwirkung mag bei den zahlreichen Quetschungen gelegentlich des Zusammenkoppelns der Wagen zustande kommen. Die durch Stein- und Kohlefall hervorgerufenen Frakturen stehen gegenüber den genannten Verletzungsformen im Hintergrunde. Über Einzelheiten des Zustandekommens der Radiusbrüche unterrichtet beifolgende Statistik:

<pre>
Sturz auf die Hand . . . .   49 Fälle
Quetschungen zwischen Wagen usw. 42   „
Stein-Kohlefall   15   „
Förderkorb-Aufzugverletzungen   6   „
Aufschlagen schwerer Gegenstände   5   „
Transmissions-Seilscheibenverletzung . . .   2   „
Kurbelschlagverletzung   2   „
                                   Summe 121 Fälle.
</pre>

Von diesen 121 Frakturen wiesen 89 = 73,5 % den Bruch an der typischen Stelle auf, bei 13 Verletzten lag die Bruchstelle oberhalb der typischen Stelle, 1 mal distal von dieser, bei 8 im mittleren Drittel der Speiche und bei 5 Leuten im oberen Drittel. In 2 Fällen war es zu einer Fraktur im Bereiche des Radiusköpfchens gekommen und einmal zu einem Einriß am Köpfchen. 2 Verletzte hatten eine Zertrümmerung des unteren Gelenkabschnittes der Speiche erlitten. Bei einem Manne endlich fand sich ein doppelter Bruch der Speiche, eine Fraktur im oberen Drittel, eine 2. im unteren dicht oberhalb der typischen Bruchstelle. Unter den klassischen Speichenbrüchen finden sich 18 Epiphysenlösungen.

Die Verschiebung des peripheren Bruchstückes bei den typischen Radiusbrüchen war fast ausnahmslos die allbekannte, das untere Bruchstück war nach der Streck- und Daumenseite zu abgewichen. In einer Anzahl von Fällen fand sich auch nur eine Verschiebung nach der Streckseite zu. Die Dislokation war oft ungemein ausgesprochen. So bildeten die Bruchstücke einige Male einen nach der Streckseite zu offenen Winkel von 120 Grad. Die typischen Speichenbrüche wiesen 13 mal keine nennenswerte Dislokation auf, ebenso fand sich keine größere Verschiebung der Bruchstücke bei den Frakturen des mittleren Drittels, während die Brüche des unteren Drittels vorwiegend eine Abweichung nach der Streckseite zu erkennen ließen.

Nebenverletzungen.

Mitverletzungen des Gelenkanteils der Elle sind bei Radiusbrüchen, besonders den typischen, keine Seltenheit. Unter den 89 typischen Brüchen unseres Materials war 33 mal, d. h. in 37 % der Fälle ein Abriß des Griffelfortsatzes der Elle zu verzeichnen. Bei 2 Verletzten war es zu einer Lösung der unteren Epiphysenfuge der Elle gekommen und 1 mal zu einer Subluxationsstellung des Ellenanteils im Bereiche des Handgelenkes. Bei den Frakturen oberhalb der typischen Bruchstelle, aber noch im unteren Drittel, wurde der Abriß des Griffelfortsatzes einmal beobachtet, in 2 Fällen war ebenfalls eine Subluxationsstellung der Elle zustande gekommen. Nebenverletzungen im Bereiche der Handwurzelknochen, wie Luxationen des Os lunatum, Frakturen des Os naviculare usw. kamen in keinem Falle zur Beobachtung. Insbesondere konnte trotz sorgfältiger Plattendurchsicht nie eine Fraktur oder eine Kortikalisabsprengung am Os triquetrum festgestellt werden. Schinz will diese Verletzung bei Radiusbrüchen häufig beobachtet haben und spricht sogar auf Grund dieser Häufigkeit von einer Symptomentrias (Radiusbruch, Abbruch des Griffelfortsatzes der Elle, Bruch am Os triquetrum). Wir haben auch in den letzten 2 Jahren bei unseren zahlreichen Radiusbrüchen ganz besonders auf eine derartige Verletzung unser Augenmerk gerichtet, sie aber in keinem Fall trotz bester Röntgenaufnahmen feststellen können.

Behandlung.

Die Reposition der typischen Frakturen und der Brüche des unteren Drittels wurde stets im Chloräthylrausch durch Zug und Gegenzug am Vorderarm bewerkstelligt. Die Hand des Verletzten wurde dabei häufig getrennt am Daumen und den übrigen Fingern erfaßt, öfters wurde die Kante der linken Hand des Arztes als Hypomochlion unter die Beugeseite des Vorderarmes und die Bruchstelle gelagert. Durch vorsichtiges Durchtasten mit den Fingern suchte man sich dann Rechenschaft zu geben über die Stellung der Bruchstücke, unter Umständen wurde noch eine weitere Korrektur durch massierende Bewegungen der zwischen beiden Händen gehaltenen Bruchstelle erzielt. 13 typische Frakturen, vorwiegend Epiphysenlösungen, wurden verbandlos behandelt, der Arm zunächst nur für etwa acht Tage in einer Mitella ruhiggestellt. Bei den übrigen typischen Speichenbrüchen wurde die Fixation durch eine dünne dorsale Gipsschiene bewerkstelligt. Diese Schiene ließ, wie schon bei den Vorderarmbrüchen beschrieben, das Ellbogengelenk frei und reichte nach abwärts bis zu den Grundgelenken der Finger, ohne die Beweglichkeit der Finger und vor allem den Faustschluß irgendwie zu beeinträchtigen. Diese Schiene wurde mit einer feuchten Mullbinde unmittelbar auf die Haut angewickelt. Zwischen Daumen und Zeigefinger wurde ein kleines Zellstoffpolster gelagert. Zu der von Böhler und Zuppinger empfohlenen Fixation der Fragmente in Dorsalflexion der Hand haben wir uns nicht entschließen können aus Sorge, bei sehr lockeren Frakturen eine erneute Dislokation zu veranlassen. Allerdings haben wir auch nicht schematisch nach dem alten orthopädischen Grundsatze die Deformität in ihr krasses Gegenteil verwandelt, sondern erteilten der Hand nur eine ganz leichte Volarflexion und zeitweilig eine geringe Ulnarabduktion und fixierten in dieser Stellung. Da aber die Sicherstellung voller Gebrauchsfähigkeit der Finger Bedingung bei der Anlegung des Verbandes ist, so ergibt sich daraus mit Notwendigkeit, daß die Volarflexion und ulnare Abduktion eben nur andeutungsweise vorhanden sein kann. Die Leute wurden dann angehalten, ihre Hand genau so wie auf der unverletzten Seite zu benutzen. Nach 6—8 Tagen wurde mit Massage sowie mit aktiven und passiven Bewegungsübungen im Handgelenk begonnen, nach 10—12 Tagen kam die Schiene in der Regel in Fortfall. Die medico-mechanische Nachbehandlung trat dann voll in ihre Rechte. Die Brüche im unteren Drittel der Speiche oberhalb der typischen Bruchstelle wurden ebenfalls mit Hilfe einer dorsalen Gipsschiene in den ersten Tagen bei wagerechter Stellung der Hand im Handgelenk fixiert. Sämtliche Radiusfrakturen im mittleren Drittel wurden vom 1. Tage an verbandlos behandelt. Ebenso gelangten die Brüche des Radiusköpfchens nach vorübergehender kurzer Ruhigstellung zur funktionellen Behandlung.

Heilergebnisse.

Die Konsolidation der typischen Radiusbrüche beanspruchte 18,6 Tage, die Dauer der Gesamtbehandlung währte durchschnittlich 30,4 Tage. Bei den Frakturen in der Mitte der Speiche nahm die Heilung etwas längere Zeit in Anspruch. Die durchschnittliche Konsolidationszeit betrug hier 21,8 Tage, die Dauer der Gesamtbehandlung 42 Tage. Diese längere Dauer der Gesamtbehandlung wird erklärlich durch dieNotwendigkeit längerer medico-mechanischer

Nachbehandlung, welche die Beseitigung der Behinderung der Drehbewegungen im Vorderarm nach erfolgter Konsolidation benötigt. Die Behandlungsdauer der übrigen Brüche des unteren Drittels weicht von der Dauer der typischen Brüche nicht sonderlich ab.

Funktionelle Ergebnisse.

Bei den typischen Speichenbrüchen war in $76\,^0/_0$ der Fälle nach Abschluß der Behandlung eine Bewegungsbeschränkung im Handgelenk nicht mehr festzustellen, bei $11,5\,^0/_0$ der Verletzten war eine Behinderung im Handgelenk in den äußersten Graden, d. h. von weniger als ein Drittel im Vergleich zur Norm zurückgeblieben, und in $12,5\,^0/_0$ der Fälle betrug die Bewegungsbehinderung im Handgelenk ein Drittel und mehr. Fälle, in denen es zu einer erheblichen Versteifung gekommen wäre, etwa in dem Sinne, daß die Hand nur um wenige Grade nach abwärts und aufwärts von der Horizontalen bewegt werden konnte, sind nicht zu verzeichnen. In $10,1\,^0/_0$ der Fälle fand sich anfangs eine Drehbehinderung im Vorderarm sowohl im Sinne der Pro- wie der Supination, doch war diese Bewegungsbeschränkung meist nach einigen Monaten verschwunden. Unter den Frakturen oberhalb der typischen Bruchstelle — die beiden Brüche des Radiusköpfchens ausgenommen — war bei $15,3\,^0/_0$ der Verletzten eine Drehbehinderung im Vorderarm zurückgeblieben, darunter einmal nach beiden Seiten hin bis zu zwei Dritteln infolge von Kalluswucherung in dem Zwischenknochenraum.

Die Frakturen des Speichenköpfchens wurden rein funktionell behandelt, von einer Resektion des Köpfchens wurde Abstand genommen. Bei der Entlassung fand sich bei dem einen Fall, einer 36jährigen Frau, eine Behinderung der Außenrotation um ein Drittel, eine Beugefähigkeit im Ellbogengelenk bis zu 75, eine Streckfähigkeit bis zu 150 Grad. Dem anderen 69jährigen Verletzten waren die Drehbewegungen in den äußersten Graden behindert. Die Beugung im Ellbogengelenk war bis 50 Grad, die Streckung bis 155 Grad durchführbar (Erwerbsverminderung $= 20\,^0/_0$).

Komplikationen während und nach der Behandlung.

Einige Male traten im Laufe der Behandlung Komplikationen auf.

Bei einer 39jährigen Frau mit einem typischen Radiusbruch entwickelten sich im Laufe der Behandlung arthritische Veränderungen im Ellbogengelenk und eine Bewegungsbeschränkung im Schultergelenk, obwohl beide Gelenke überhaupt nicht fixiert worden waren. Gleichzeitig kam es zu ähnlichen Erscheinungen im Handgelenk mit Beschränkung der Beweglichkeit bis zur Hälfte, Einschränkung der Einwärtsdrehung des Vorderarmes um ein Drittel, der Auswärtsdrehung um zwei Drittel und starker Beugebehinderung der Finger, so daß nach Abschluß der Behandlung zunächst eine Erwerbsverminderung von $30\,^0/_0$ zu verzeichnen war. Die Erscheinungen im Schultergelenk gingen vollständig zurück, sie besserten sich im Ellbogen- und Handgelenk, der Faustschluß stellte sich allmählich wieder vollkommen her, immerhin verblieb nach 2 Jahren noch eine Erwerbsverminderung von $20\,^0/_0$. Der Grund dieser auffallenden Veränderungen ist schwer zu sagen, zumal die dorsale Gipsschiene nur kurze Zeit gelegen hatte und eine sehr ergiebige medicomechanische Nachbehandlung durchgeführt worden war. Es müssen Faktoren vorhanden sein (Konstitutionelle Unterwertigkeit, bzw. arthritische Veranlagung, starke Empfindlichkeit gegenüber jeder Art von Ruhigstellung), deren Einfluß noch nicht voll zu übersehen ist.

Bei einem 57jährigen Mann mit einem Bruch im unteren Drittel der Speiche war nach 8 Wochen noch keine Konsolidation eingetreten. Es wurde daher die Bruchstelle freigelegt, treppenförmig angefrischt und durch eine Lanesche Schiene fixiert. Primäre Heilung, Konsolidation 16 Tage nach der Operation. Bei Entlassung war die Beweglichkeit im Handgelenk in den äußersten Graden behindert. Die Auswärtsdrehung der Hand war um zwei Drittel eingeschränkt, was auf der in den Knochenzwischenraum hineingewucherten Kallusmasse beruhte (Erwerbsverminderung = 20% für 6 Monate).

Die Sudecksche Knochenatrophie wurde in keinem der Fälle in ausgesprochenem Maße beobachtet, allerdings bot sich auch wenig Gelegenheit hierzu, da nur in Ausnahmefällen bei späteren Nachuntersuchungen nochmals Röntgenbilder angefertigt wurden.

Die von Axhausen beschriebene Ruptur der Sehne des Extensor pollicis longus konnte in keinem Falle nachträglich festgestellt werden. Eine derartige Nacherkrankung wäre uns kaum entgangen, da die Verletzten zweifellos im Falle der Ruptur ihren Verschlimmerungsantrag gestellt und wir dann Gelegenheit zur Nachprüfung der Verletzungsfolgen unter allen Umständen gehabt hätten. Axhausen hat diese Verletzungsfolge vorwiegend bei Frauen beobachtet. Da aber unser Verletzungsmaterial sich in der Hauptsache aus Männern zusammensetzt, so ist vielleicht schon aus diesem Grunde das Fehlen derartiger Beobachtungen bei unserem Material erklärlich.

Blutig behandelte unkomplizierte Brüche.

In 4 Fällen ergab sich die Notwendigkeit, durch einen blutigen Eingriff eine Stellungskorrektur herbeizuführen. Bei 2 Verletzten mit Frakturen 4 Finger breit oberhalb der Handgelenksgegend wurde durch einen Schnitt über der Speiche die Bruchstelle freigelegt und eine blutige Verzahnung der Bruchenden vorgenommen. Darauf gelangte in der üblichen Weise eine dorsale Gipsschiene zur Anlegung. Der Eingriff wurde am 6. bzw. am 3. Tage nach dem Unfall vorgenommen, und zwar an einem 39jährigen bzw. 45jährigen Verletzten. Primäre Heilung, Konsolidation am 23. bzw. 24. Tage nach der Operation, Gesamtbehandlung nicht länger als die der typischen Speichenbrüche. Bewegungen nach Abschluß der Behandlung bei dem jüngeren im Handgelenk frei, nur Pro- und Supination in den äußersten Graden eingeschränkt, bei dem älteren eine geringe Behinderung der Auf- und Abwärtsbewegung im Handgelenk. Angewöhnungsrenten von 10 bzw. 20% für 6 Monate.

Bei 2 weiteren Verletzten wurde nach mühsamer Richtigstellung der Bruchenden eine Fixation mit Hilfe von Fremdkörpern vorgenommen.

Es wurde bei einem 47jährigen mit einem Bruch im unteren Drittel 4 Tage nach dem Unfall eine Lanesche Schiene in den Bruchenden verschraubt, dorsale Gipsschiene, primäre Heilung, Konsolidation 24 Tage nach der Operation, keine Verzögerung der Gesamtbehandlung. Bei Entlassung Handgelenksbewegungen in den äußersten Graden behindert, ebenso eine Spur die Einwärtsdrehung des Vorderarmes. Eine Kontrollaufnahme nach 13 Wochen gelegentlich der Begutachtung zeigte eine geringe Abweichung des unteren Bruchstückes im Sinne der alten fehlerhaften Stellung mit entsprechender Verbiegung der Laneschen Schiene. Die zuerst senkrecht zum Knochen sitzenden Schrauben wiesen jetzt eine schräge Verlaufsrichtung auf (Erwerbsverminderung = 10% für 3 Monate).

Bei einem 39jährigen Manne endlich lag die Frakturstelle in der Mitte der Speiche. Einen Tag nach dem Unfall sehr mühsame blutige Reposition, wobei es zur Aussprengung eines 3 cm langen Knochenstückchens kam. Fixation mit einer Drahtschlinge (nicht rostender Stahldraht von Krupp), dorsale Gipsschiene. Eine Kontrolle zeigte einwandfreie Stellung der Bruchstücke. Primäre Heilung. Konsolidation blieb aus. 77 Tage nach der Operation war der Bruchspalt noch deutlich sichtbar. Keine Spur von Kallus. Die Drahtschlinge war zerrissen, die Stellung der Bruchstücke einwandfrei. Eine nachträgliche Pseudarthrosenoperation wurde abgelehnt. Bei der Entlassung sämtliche Gelenke frei beweglich (Erwerbsverminderung = 20%).

Bei den übrigen Verletzten ist eine Verzögerung der Konsolidation durch den Eingriff nicht zu verzeichnen gewesen. Auch hat die Gesamtbehandlung nicht längere Zeit in Anspruch genommen als bei den übrigen Frakturen, ebenso sind auch die funktionellen Ergebnisse nicht wesentlich schlechter.

Komplizierte Speichenbrüche.

Nur eine der 121 Frakturen war kompliziert, allerdings sehr schwer kompliziert.

Es handelt sich um einen 38 jährigen Mann, der durch Steinschlag einen Bruch der Speiche vier Querfinger oberhalb der Handgelenksgegend und handbreit unterhalb des Ellbogengelenks erlitten hatte. Auf der Streckseite des rechten Vorderarms klafften drei je 4—5 cm lange Quetschwunden. Das Handgelenk war eröffnet, die Haut überall schwer geschädigt. In Kulenkampffscher Plexusanästhesie Wundexcision, Freilegung der Bruchstellen, Verzahnung, Entspannungsschnitte, um die Defekte über den Bruchstellen zu decken. Transplantation Thierscher Hautlappen auf die Sekundärdefekte. Volare Gipsschiene. Nach 8 Tagen erhebliche Temperatursteigerungen, die Thierschen Hautlappen stießen sich zum Teil ab. Abszeßbildung im Bereich der oberen Bruchstelle, Spaltung an der Beugeseite, Sandbad. Nach 20 Tagen haben sich die Wunden gesäubert. Patient ist frei von Temperatur, Beginn mit Bewegungsübungen, Fixation des Vorderarmes mit Hilfe zweier Holzschienen. 3 Wochen später Bruch nahezu fest. Zunehmende Verkleinerung der Wundstellen unter Bierschen Verklebeverbänden. Kontrollbild 3 Monate nach dem Unfall zeigte starke Verschiebung des zwischen den Bruchstellen gelegenen Speichenabschnittes, beginnende Sequesterbildung an der oberen Bruchstelle. 15 Wochen nach dem Unfall Sequestrotomie, Entfernung zweier Sequester. Medico-mechanische Nachbehandlung. Bei Entlassung stehen die Finger in den Mittel- und Endgelenken in Streckstellung, nur passive Beugung ist möglich. Die Beweglichkeit in den Grundgelenken war ziemlich frei, aktiver Faustschluß nicht möglich. Drehbewegungen des Vorderarmes aufgehoben, Handgelenk bis auf wenige Grade versteift. Narben auf der knöchernen Unterlage zum Teil fest verwachsen (Erwerbsverminderung zunächst 50%).

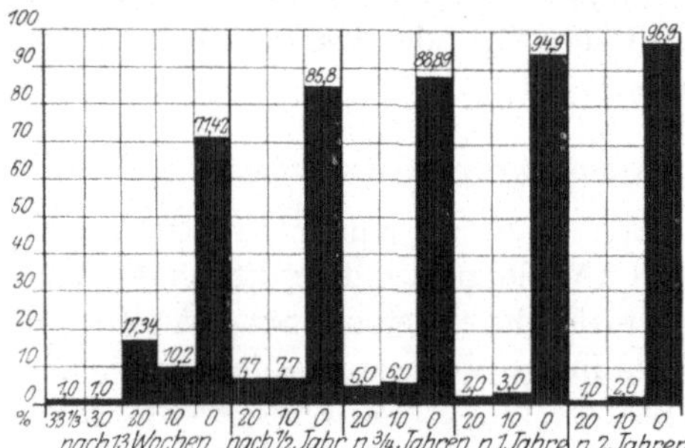

Abb. 13. Erwerbsverminderungen der Radiusbrüche. 99 Fälle.

Erwerbsverminderung.

Als Grundlage für die Berechnung der Statistik der Erwerbsverminderungen dienten die Untersuchungsergebnisse an 99 Fällen. Sie setzen sich vorwiegend aus den typischen Radiusbrüchen zusammen und den Frakturen des unteren Drittels und des Schaftes. Die blutig reponierten Frakturen sind ebenfalls berücksichtigt, nicht jedoch der einzige komplizierte Bruch (s. Abb. 13). Aus dieser Statistik ergibt sich, daß nach 13 Wochen in keinem Falle eine Behandlung noch notwendig war. Bereits 71,42% der Verletzten hatte die alte Erwerbsfähigkeit wiedererlangt, im übrigen stehen die Angewöhnungsrenten ausschließlich im Vordergrunde. Ein halbes Jahr nach dem Unfall beziehen bereits 85,8, 1 Jahr nach dem Unfall 94,9 und 2 Jahre nach der Verletzung 96,9 $^0/_0$ aller Verletzten keine Rente mehr.

Die isolierten Brüche der Elle.

An isolierten Brüchen der Elle kamen nur 20 Fälle, also sehr wenig zur Beobachtung und Behandlung. Davon waren 3 Brüche kompliziert. Die Ursache für die geringe Zahl dürfte die gleiche sein wie bei den Knöchelbrüchen und den Radiusbrüchen. Eine erneute Erörterung erübrigt sich daher. Aus der Übersicht der Verteilung der Frakturen auf die Altersstufen ergibt sich im Gegensatz zu allen früheren Beobachtungen die interessante Tatsache, daß nahezu alle Altersstufen gleichmäßig beteiligt sind, soweit man bei der geringen Zahl der Frakturen überhaupt verallgemeinernde Schlüsse auch hinsichtlich unseres Unfallmaterials ziehen kann.

Alter	Männer
10—19	4
20—29	4
30—39	5
40—49	3
50—59	3
60—69	1
Gesamt	20

Am Zustandekommen der Verletzung sind die verschiedensten direkten Gewalteinwirkungen beteiligt. Durch die bekannte Quetschung zwischen Wagen oder Zimmerung ereigneten sich 4 Frakturen, 3 durch Stein- und Kohlefall, 3 andere durch Stöße gegen den Arm im Sinne der Parierfraktur, die übrigen wurden durch Aufschlagen von schweren Gegenständen wie Drahtseilen, Kappschienen, Zahnräder hervorgerufen. Ein Verletzter erlitt einen Schußbruch. Das Zustandekommen einer Fraktur ist besonders bemerkenswert.

Ein Mann trug ein Kind auf dem rechten Arm. Bei einer plötzlichen Bewegung seines Körpers nach links will er einen stechenden Schmerz im Unterarm verspürt haben. Das Röntgenbild der Elle zeigte einen Spiralbruch der Elle dicht über dem Handgelenk. Der Bruchmechanismus kann vielleicht so erklärt werden, daß der beim Tragen supinierte Vorderarm durch die Drehbewegung des Rumpfes eine Pronationsbewegung machte, daran aber durch die vornehmlich auf den peripheren Abschnitt des Vorderarmes wirkende Last des Kindes verhindert wurde. Der vom Radius aus fortwirkende Muskelzug führte dann zur Spiralfraktur.

Was die Bruchhöhe anlangt, so war 9 mal das untere Drittel beteiligt, darunter 1 mal mit einer Epiphysenlösung, 6 mal das mittlere Drittel und 2 mal das obere Drittel. 3 Brüche lagen an der Grenze vom mittleren zum unteren Drittel.

Die Mehrzahl der Brüche waren Schrägbrüche, nur einige wenige Spiralbrüche, 2 komplizierte Frakturen waren Zertrümmerungsbrüche.

Bei 15 Verletzten ließ sich eine nennenswerte Verschiebung der Bruchstücke nicht feststellen. Bei den übrigen lagen teils Abweichungen des unteren Bruchstückes nach außen, teils nach dem Zwischenknochenraum zu vor.

Andere Mitverletzungen hatten sich 3 mal ereignet. Bei 2 Frakturen des oberen Drittels bzw. der Mitte war es gleichzeitig zu einer Luxation des Radiusköpfchens und bei dem einen Fall zu einer kompletten Radialislähmung gekommen. Diese Luxation des Radiusköpfchens ist ja wohl bei stärkerer Dislokation der Ellenbruchstücke als Äquivalent eines Radiusbruches anzusehen. Bei einem komplizierten Bruch hatte sich außerdem noch eine Zerreißung des Nervus ulnaris ereignet.

Behandlung.

Soweit keine Dislokation der Bruchstücke vorlag, wurde die verbandlose Behandlung vom ersten Tage an durchgeführt. Das geschah bei 11 Verletzten. 6 mal wurde bei Neigung zur Verschiebung bzw. nach erfolgter Reposition eine dorsale Gipsschiene angewickelt, in 3 Fällen mußte die Fixation durch 2 Gipsschienen an Streck- und Beugeseite gesichert werden. Die weitere Nachbehandlung bewegte sich dann in den gleichen Bahnen wie bei den Vorderarm- bzw. Speichenbrüchen.

Ergebnisse.

Die Konsolidationszeit bei den unkomplizierten Brüchen betrug durchschnittlich 22,5 Tage, die Dauer der Gesamtbehandlung 41,9 Tage. Diese Zahl erscheint etwas hoch, namentlich, wenn man berücksichtigt, daß die Konsolidationszeit nur die reichliche Hälfte der Gesamtbehandlungszeit ausmacht. Es ist aber dabei zu bedenken, daß bei dieser Bruchform das jüngere Alter nicht so im Vordergrunde steht wie bei den übrigen Frakturen.

Unter den 17 unkomplizierten Frakturen war bei Abschluß der Behandlung in 13 Fällen eine Bewegungsbeschränkung im Ellbogen- oder Handgelenk oder eine Behinderung der Drehbewegungen nicht festzustellen. Bei einem Verletzten, welcher gleichzeitig eine größere Wunde der Ellbogengelenksgegend erlitten hatte, war zunächst eine Beschränkung der Bewegungen im Ellbogengelenk zwischen 80 und 160 Grad und eine Behinderung der Drehbewegungen des Vorderarmes um ein Drittel zurückgeblieben. Auch bei dem einen der Verletzten mit Luxation des Speichenköpfchens war zunächst eine Einschränkung der Drehbewegungen zu verzeichnen.

2 unkomplizierte Frakturen bedürfen einer kurzen gesonderten Besprechung:

Ein 32 jähriger Mann hatte einen doppelten Bruch der Elle, und zwar einen Querbruch an der Grenze des oberen und mittleren Drittels und einen Biegungsbruch an der Grenze des mittleren und unteren Drittels erlitten. Gleichzeitig bestand eine Luxation des Speichenköpfchens und eine ausgesprochene Radialislähmung. Die Verschiebung der Bruchstücke war erheblich. Die unblutige Reposition des Speichenköpfchens gelang nicht völlig, ebensowenig die Reposition der Elle an der oberen Bruchstelle. Daher wurde 21 Tage nach der Verletzung das Speichenköpfchen reseziert und gleichzeitig eine blutige Reposition an der oberen Bruchstelle der Elle vorgenommen. Es erfolgte primäre Heilung, jedoch blieb die Festigung an der Bruchstelle aus. Bei der Entlassung bestand eine Bewegungsbeschränkung im Ellbogengelenk (65 und 160°), eine Behinderung der Drehbewegungen bis zur Hälfte, und eine geringe Radialisschwäche, welche jedoch im Laufe der folgenden 6 Monate zurückging (Erwerbsverminderung zunächst 40%).

Bei einem 53 jährigen Mann mit Bruch der Elle in der Mitte des Vorderarmes wurde wegen schlechter Stellung 5 Tage nach der Verletzung die blutige Reposition vorgenommen. Die Bruchenden wurden durch eine Lanesche Klammer gegeneinander fixiert. Primäre Heilung, Festigung an der Bruchstelle trat nicht ein. Es entwickelte sich eine typische Pseudarthrose. Bei der Entlassung waren die Drehbewegungen des Vorderarmes um die Hälfte eingeschränkt, die Beugung im Ellenbogengelenk bis 75°, die Streckung bis 170° möglich. Erwerbsverminderung = 20%.

Die komplizierten Brüche der Elle.

Alle 3 Brüche gingen stets mit großen Weichteilwunden einher.

Sämtliche Verletzungen wurden primär durch Naht geschlossen.

Eine Verletzung ist dadurch bemerkenswert, daß nur einer wohlgelungenen primären Hautverpflanzung der gute Erfolg zu danken ist.

Es handelte sich um einen Bruch im unteren Drittel mit großen Weichteilwunden in zwei Handteller Ausdehnung. Die Wunden lagen an der Streck- und der Beugeseite. Die Faszie war zum Teil durchtrennt, ebenso einige Muskeln des Armes. Diese Wundflächen ließen sich nicht völlig mit der verbliebenen Haut schließen. Es wurden daher zwei große Hautlappen nach Thiersch von den Oberschenkeln her transplantiert. Die Transplantate heilten in voller Ausdehnung an, allerdings kam es zu einer teilweisen Nekrose der primär zusammengenähten Haut. Eine Infektion der Bruchstelle trat jedoch nicht ein. Der Heilerfolg war voll befriedigend, sämtliche Gelenke des Armes und der Finger zeigten bei der Entlassung freie Beweglichkeit. Erwerbsverminderung = 10% zur Angewöhnung.

In einem zweiten Fall lag ein Schußbruch der Elle vor. Primäre Heilung trat nicht ein. Es stießen sich einige Sequester ab. Die Bewegungsfähigkeit des Armes erlitt keine nennenswerte Beeinträchtigung.

Im dritten Falle handelte es sich um einen 20jährigen Menschen, welcher in eine landwirtschaftliche Maschine geraten und schwer verletzt worden war. Dreifacher Bruch der Elle, sehr große Wunde, Zerreißung des Ellennerven. Es erfolgte primäre Naht nach Fixation des herausgesprengten Mittelstückes der Elle mit drei Drahtschlingen und Ulnarisnaht. Primäre Heilung trat nicht ein, jedoch blieben schwere infektiöse Erscheinungen aus. Später Sequestrotomie und Entfernung einer Drahtschlinge. Konsolidation. Beweglichkeit in den Gelenken des Armes und der Hand, was die Brüche der Elle anlangt, frei, jedoch noch Störungen seitens der Ulnarisverletzung. Erwerbsverminderung = 25%, da es sich außerdem noch um große Weichteilwunden am Ober- und Unterschenkel gehandelt hatte.

Erwerbsverminderungen.

Bei den Verletzten ohne Dislokation der Bruchstücke konnte bei Beginn der 14. Woche eine meßbare Erwerbsverminderung nicht mehr festgestellt werden. In den Fällen, wo Störungen der Drehbewegungen des Vorderarmes vorlagen, schwankt die Schätzung der anfänglichen Erwerbsverminderung zwischen 10 und 25%. Nur bei dem Verletzten mit Resektion des Speichenköpfchens, starker Einschränkung der Drehbewegung, Pseudarthrosenbildung der Elle und Radialisschwäche wurde die Erwerbsverminderung zunächst auf 40% geschätzt, nach Ablauf eines halben Jahres jedoch auf 20% wegen Besserung der Funktion herabgesetzt.

Brüche des Olekranon.

Einige wenige Worte seien den Brüchen des Olekranon gewidmet. Zur Beobachtung gelangten 4 Frakturen, die Bruchlinie verlief jedesmal an der Basis. 3 Brüche kamen auf direktem Wege durch Schlag und Stoß gegen die Ellbogengelenksgegend zustande, 1 Fraktur durch Sturz auf die Hand. Nur in einem Falle war eine Diastase der Bruchstücke um Fingerbreite zu verzeichnen. Hier wurde die Bruchstelle freigelegt und durch 2 Seidenknopfnähte eine Vereinigung der Fragmente erreicht. Die Behandlung geschah im übrigen bei sämtlichen Frakturen verbandlos. Es wurde sofort mit vorsichtigen Bewegungsübungen im Ellbogengelenk begonnen. Die Behandlung währte durchschnittlich 20 Tage. Bei der Entlassung waren bei 3 Fällen noch geringe Beugebehinderungen im Ellbogengelenk in einem Ausmaß von 10—20 Grad vorhanden. Die Streckung war 2 mal um 10 Grad eingeschränkt. Bei einem Verletzten blieb zunächst wegen einer geringen Schwäche der Streckbewegung eine Erwerbsverminderung von 10% zurück. Die Prognose der Brüche des Olekranons ist also durchaus als gut zu bezeichnen, vorausgesetzt, daß rechtzeitig mit Bewegungsübungen begonnen wird. Nur in Fällen mit großer Diastase kommt eine blutige Vereinigung der Bruchenden in Frage.

Zusammenfassung.

In Übereinstimmung mit den Beobachtungen an unserem übrigen Frakturenmaterial haben sich auch die Frakturen des Vorderarmes bei der Mehrzahl der Bergleute im 2. und 3. Lebensjahrzehnt ereignet. Lediglich die Ellenbrüche weichen von unseren bisherigen Beobachtungen ab. Diese Fraktur verteilt sich ziemlich gleichmäßig auf alle Altersstufen.

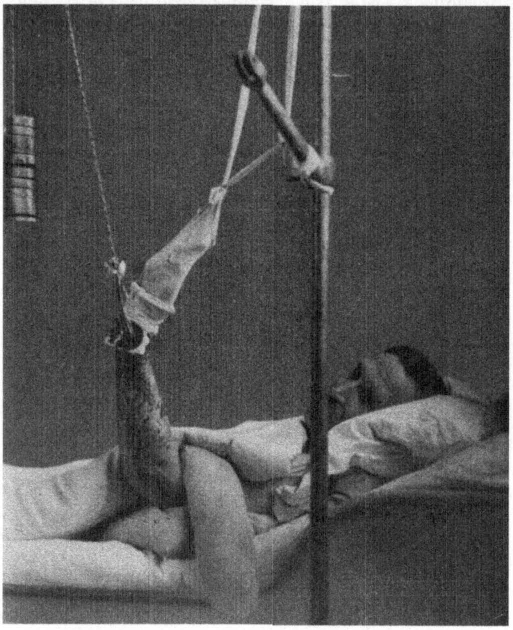

Die Zahl der komplizierten Frakturen ist bei den Vorderarmbrüchen recht hoch infolge der meist sehr schweren Gewalteinwirkung.

Die Reposition erfolgte bei den Speichen- und Vorderarmbrüchen stets durch Zug und Gegenzug am im Ellbogengelenk rechtwinklig gebeugten Vorderarm; bei den Vorderarmbrüchen wurden gute Repositionsergebnisse mit allmählich gesteigerter Zugwirkung beobachtet, wobei durch massierende Bewegungen der durchtastenden Finger oft eine völlige Reposition der Fragmente erzielt werden konnte. Besondere Schwierigkeiten bereitete hierbei die Reposition der im oberen Drittel bzw. in der Mitte des Vorderarmes gebrochenen Speiche. Es

Abb. 14. Drahtzug bei Vorderarmbruch.

ist also am Vorderarm die Reposition um so schwieriger, je höher hinauf die Fraktur liegt (Drehmoment). Hier ließ sich einige Male die fehlerhafte Stellung durch die übliche Methode nicht restlos beseitigen, so daß zur blutigen Reposition geschritten werden mußte. Angesichts dieser Repositionsschwierigkeit haben wir uns in letzter Zeit auch die Drahtextension bei der Reposition der Vorderarmbrüche zunutze gemacht (s. Abb. 14). Bei komplizierten Frakturen, bei denen von vornherein die Gefahr der Infektion eines Bruches droht, und bei Frakturen mit starker Hautschädigung erscheint das Verfahren angebracht. Der Draht wird etwas oberhalb der Handgelenksgegend mehr nach der Streckseite zu hindurchgelegt. Die Wirkung eines solchen, zunächst mit 6—8 Pfund belasteten Zuges zeigen umstehende Abb. 15 u. 16. Es handelt sich im vorliegenden Falle um schwere, durch Sprengschuß hervorgerufene Frakturen.

Zur Fixation der Bruchstücke fand bei den Speichen- und Vorderarmbrüchen die dorsale Gipsschiene Verwendung. Nur in Ausnahmefällen wurde bei den Vorderarmbrüchen noch eine volare Schiene angewickelt. Voraussetzung ist, daß die Schiene die Gebrauchsfähigkeit der Finger in keiner Weise beeinträchtigt, ebensowenig das Ellbogengelenk.

Die Brüche des Radiusköpfchens werden trotz frühzeitiger medicomechanischer Behandlung oft genug, namentlich bei älteren Menschen, funktionelle Störungen im Sinne einer Behinderung der Drehfähigkeit des Vorderarmes hinterlassen. Unsere Ergebnisse der letzten 2 Jahre weisen darauf hin,

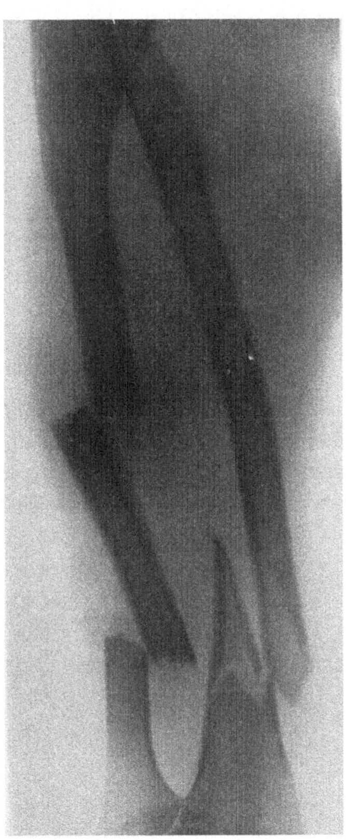

Abb. 15. Nach der Verletzung.

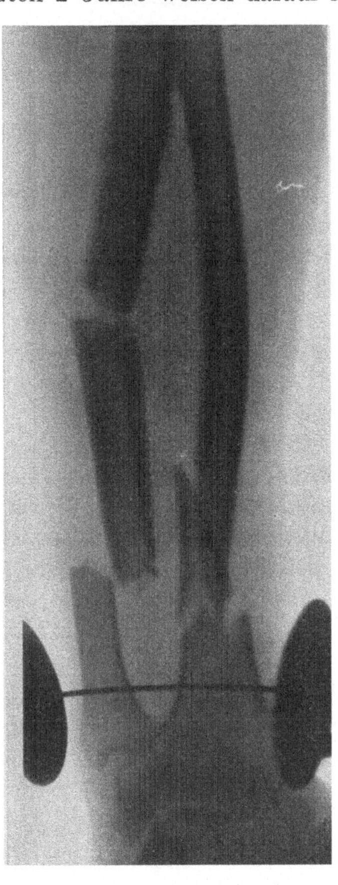

Abb. 16. Nach achttägiger Zugwirkung.

daß die Resektion des Köpfchens geeignet ist, die funktionellen Störungen bei nachfolgender energischer medico-mechanischer Nachbehandlung hintanzuhalten. Allerdings ist man vor arthritischen Störungen im Ellbogengelenk bei älteren Menschen auch nach Resektion des Köpfchens, wie unsere Beobachtungen ergaben, noch keineswegs sicher.

Im Gegensatz zu Erfahrungen an anderen Frakturen wurde bei den Brüchen im Bereiche des Vorderarmes eine besondere Neigung zur Pseudarthrosenbildung festgestellt, namentlich bei den Frakturen, die blutig angegangen worden waren. Nach unseren Beobachtungen scheint die Elle ganz besonders zur Pseudarthrosenbildung disponiert zu sein. Bei den isolierten Speichenbrüchen dürfte die Neigung zur Pseudarthrosenbildung seltener sein. Im übrigen nahm die Konsolidation der blutig reponierten Brüche des Vorderarmes wesentlich längere Zeit in Anspruch als die der unblutig behandelten Fälle.

Bei den komplizierten Brüchen sind die Erfolge mit der primären Wundnaht besonders unter den im Bergbau gegebenen Verhältnissen durchaus ermutigend. Nicht nur fast sämtliche Durchstechungsfrakturen kamen zur primären Heilung, sondern auch über die Hälfte der Brüche, die durch sehr große Wunden kompliziert waren.

Die Heilergebnisse sind durchaus befriedigend zu nennen. Die Dauer der Gesamtbehandlungszeit ist bei allen Frakturen durchschnittlich kürzer als sie bisher in der Literatur angegeben wurde.

Dank des frühzeitigen Beginns der medico-mechanischen Behandlung sind auch die funktionellen Ergebnisse recht gut. Unter den Vorderarmbrüchen war nach Abschluß der Behandlung in 60,5% der Fälle eine Beschränkung der Beweglichkeit, besonders auch der Drehbewegungen, nicht mehr festzustellen. Bei den Speichenbrüchen war in 76% der Fälle die Beweglichkeit in den Gelenken frei, bei den Ellenbrüchen konnte bei 75% der Verletzten nach Abschluß der Behandlung ein Funktionsausfall nicht mehr festgestellt werden. Nach diesen Ergebnissen haben wir keine Veranlassung unsere bisherige Behandlung abzuändern.

Diese guten funktionellen Ergebnisse bedingen auch in der Mehrzahl der Fälle nur einen sehr geringen Grad zurückbleibender Erwerbsverminderung bzw. hinterlassen nach 13 Wochen keine meßbare Erwerbsverminderung mehr. Im allgemeinen kann gesagt werden, daß speziell bei den Speichenbrüchen die hohe Belastung der Berufsgenossenschaften oft genug durch die anfänglich unzulängliche Diagnose bedingt ist, häufig auch durch unzweckmäßige, wochenlang liegende Verbände, vielfach durch beide Umstände. So kommt es dann nicht nur zu schweren Störungen der Beweglichkeit im Handgelenk, sondern infolge wochenlangen Tragens des Armes in einer Mitella auch zu erheblichen Störungen der Beweglichkeit im Ellbogen- und Schultergelenk.

Schlüsselbeinbrüche.

An Schlüsselbeinfrakturen gelangten im ganzen nur 40 Fälle zur Aufnahme und Behandlung. Die Gründe für diese geringe Zahl sind die gleichen wie bei den Ellen- und Speichenbrüchen. Beifolgende Tabelle gibt eine Übersicht über die Verteilung der Frakturen auf das Alter und das Geschlecht:

Alter	Männer	Frauen
0— 9	1	—
10—19	13	—
20—29	9	2
30—39	8	—
40—49	3	1
50—59	3	—
Summe	37	3 = 40

Es steht demnach wieder das 2. Dezennium mit 30 Frakturen der Häufigkeit nach an erster Stelle. Dann folgen das 3. und 4. Lebensjahrzehnt. Verallgemeinernde Schlüsse lassen sich aus diesen Zahlen naturgemäß nicht ziehen.

Über das Zustandekommen der Brüche unterrichtet im einzelnen folgende Übersicht:

Stein- und Kohlefall 11	Fälle
Sturz auf den Arm 8	,,
Sturz auf die Schulter 7	,,
Quetschung zwischen Wagen usw. 6	,,
Schlag gegen die Schulter 5	,,
Aufzugverletzung 1	Fall
Plötzliches Hochschlagen des Armes 1	,,
Unbekannt 1	,,
Summe 40 Fälle.	

Hierunter ist ein Verletzungsmechanismus bemerkenswert.

Es schlug einem jungen Arbeiter beim Auskippen eines mit Formmasse gefüllten Schubkarrens der rechte Griff nach oben. Er glaubte zunächst sich den Arm verrenkt zu haben. Ein Röntgenbild zeigte jedoch einen Schlüsselbeinbruch nach außen von der Mitte mit typischer Verstellung der Bruchstücke. Hier dürfte die Fraktur zweifellos auf indirekte Weise zustande gekommen und vielleicht als Äquivalent einer Schulterluxation aufzufassen sein.

19 mal war das rechte Schlüsselbein, 21 mal die linke Seite gebrochen. Am häufigsten war der Bruch des äußeren Drittels vertreten mit 21 Frakturen, dann erst folgt das mittlere Drittel mit 15 und das innere mit 4 Brüchen. Die Häufigkeit der Frakturen des äußeren Drittels mag durch die zahlreichen direkten Gewalteinwirkungen ihre Erklärung finden. Die Verschiebung der Bruchstücke war in fast sämtlichen Fällen mehr oder weniger deutlich und nach Lage der Bruchstelle und der beteiligten Muskelwirkungen entsprechend typisch.

Komplikationen.

Einige Male bildeten die Schlüsselbeinbrüche nur die begleitende Nebenverletzung schwerer Körperquetschungen. So ging ein Verletzter 5 Tage nach dem Unfall an gleichzeitig erlittenen Rippenbrüchen zugrunde. Bei anderen bestanden Verletzungen wie Hirnerschütterungen, Wirbelsäulenkontusionen und Oberschenkelquetschungen.

Recht lehrreich ist eine schwere Schulterquetschung mit Schlüsselbeinfraktur, bei der es durch das spitze Bruchstück des Schlüsselbeins zur Anspießung der A. subclavia gekommen war. Diese Verletzung wurde anfangs nicht diagnostiziert, zumal, wie die spätere Autopsie schließen ließ, das Gefäß zunächst thrombosiert war. Erst als der Bluterguß der Schultergelenksgegend infolge ausgedehnter Hautabschürfungen vereiterte und mit Zunahme des septischen Allgemeinzustandes eine Lösung des Thrombus eintrat, verblutete sich plötzlich der Verletzte aus der geöffneten A. subclavia.

Behandlung.

Von irgendeiner fixierenden Behandlung der Schlüsselbeinbrüche wurde grundsätzlich abgesehen, da derartige Verbände, ohne die Gewähr völlig sicherer Fixation zu geben, oft genug die Gefahr späterer funktioneller Störungen in

sich bergen. Die Leute wurden sofort nach der Verletzung veranlaßt, den betroffenen Arm im Schultergelenk ausgiebig zu bewegen. Wie untenstehende
Abbildungen zeigen, vermochten auch bereits am Unfalltage manche Verletzte
den Arm im Schultergelenk frei zu bewegen, besonders, nachdem man ihnen
klar gemacht hatte, daß dieser Bruch für die Bewegungsfähigkeit im Schultergelenk nicht von Bedeutung sei. Bei zaghaften und ängstlichen Menschen wurde
nachts der Arm senkrecht und etwas nach rückwärts zu suspendiert, daneben
für tägliche systematische Heißluft- und medico-mechanische Behandlung gesorgt.

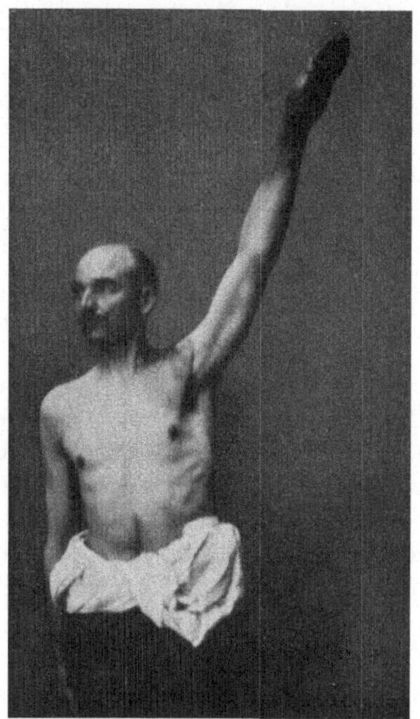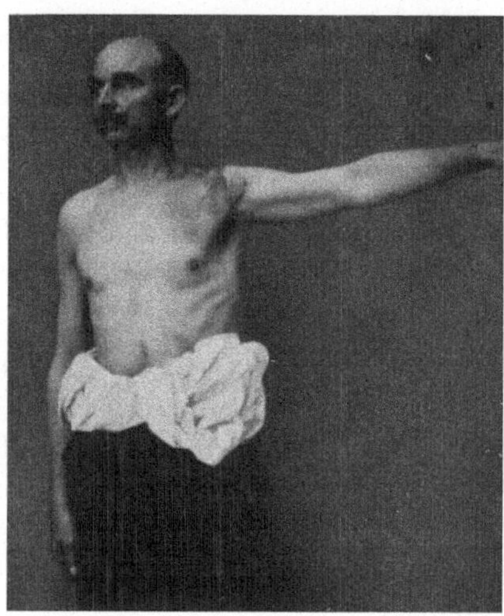

Abb. 17 u. 18. Bewegungsübungen im Schultergelenk am Unfallstage bei Schlüsselbeinfraktur.

Veranlassung zu einem blutigen Angehen der Bruchstelle bestand 3 mal. In
einem Falle mit sehr starker Verschiebung wurde eine blutige Verzahnung der
Bruchenden vorgenommen. Eine besondere Fixation erübrigte sich, da es sich
fast um einen reinen Querbruch handelte. Die Heilung verlief völlig einwandfrei.
Bei einem 2. Verletzten war ein Splitter herausgesprengt worden, welcher sich
aufgerichtet hatte und wie ein Sperrholz die beiden Bruchenden auseinander
trieb. Entfernung des Splitters, Drahtfixation, voller Heilerfolg. In einem
3. Falle handelte es sich um den einzigen komplizierten Schlüsselbeinbruch.
Es fand sich eine Wunde am Sternalabschnitt des Schlüsselbeins. Blutige Verzahnung, primäre Hautnaht, primäre Heilung, volle Funktion des Armes.

Ergebnisse.

Die Konsolidationsdauer betrug im Durchschnitt 16,6 Tage, wobei bei
den blutig reponierten Brüchen eine Verlängerung der Konsolidationszeit nicht

festzustellen war. Die Berechnung der Gesamtbehandlungsdauer ergab im Durchschnitt eine Zeit von 25 Tagen. Hierbei sind allerdings die Fälle, bei denen infolge anderer Verletzungen die Heilung sich verzögerte, nicht berücksichtigt.

Die Beweglichkeit im Schultergelenk war nach Abschluß der Behandlung nur bei 3 Verletzten in den äußersten Graden noch eingeschränkt. Hierunter finden sich die beiden Verletzten, die bei dem Unfall noch Rippenbrüche bzw. Schulterquetschungen und Stauchungen der Wirbelsäule erlitten hatten. Alle übrigen Verletzten waren in der Bewegungsfähigkeit des Armes nach keiner Richtung hin mehr behindert.

Erwerbsverminderungen.

Nach den obigen Ausführungen ist es verständlich, daß nur in vereinzelten Fällen bei Beginn der 14. Woche eine Erwerbsverminderung noch festzustellen war. Nur die wenigen Verletzten, die gleichzeitig noch Rippenbrüche erlitten hatten, erhielten zunächst eine Angewöhnungsrente entsprechend einer Erwerbsverminderung von 20%.

Schulterblattbrüche.

Die Zahl der beobachteten Schulterblattbrüche ist mit 9 Fällen ebenfalls sehr gering. Wir haben in der Regel nur die Schulterblattbrüche zur primären Behandlung erhalten, bei denen die Verletzten gleichzeitig noch von anderen mehr in die Augen springenden Frakturen, wie Schlüsselbeinbrüchen, Wirbelbrüchen usw. betroffen waren. Oft genug haben wir die Verletzten erst zur späteren medico-mechanischen Mobilisation des Schultergelenkes in unser Haus bekommen. Es sind an dieser Verletzung vorwiegend ältere Männer zwischen 40 und 60 Jahren beteiligt.

Ein Verletzter ging 8 Tage nach dem Unfall an den Folgen gleichzeitig erlittener Rippenbrüche zugrunde. Es handelte sich bei ihm um einen durch Steinfall hervorgerufenen Zertrümmerungsbruch des Schulterblatts. 5 mal lief die Bruchlinie durch den Schulterblatthals, ohne daß es zu einer wesentlichen Verschiebung der Bruchstücke gekommen war. 2 mal handelte es sich um Brüche der Schulterblattgräte, 1 mal lief die Bruchlinie senkrecht von oben nach dem unteren Schulterblattwinkel zu. Das mediale Bruchstück war etwas nach der Mittellinie zu abgewichen. Bei einem Verletzten endlich war es zu einer Absprengung an der Spitze des Akromion gekommen. Die Brüche waren bis auf eine Ausnahme auf direkte schwere Gewalteinwirkung, nämlich auf Steinfall zurückzuführen. Nur 1 mal hatte sich ein Bruch des Halses durch Sturz ereignet.

Kompliziert war ein Bruch der Schulterblattgräte. Es handelte sich dabei um einen Schußbruch.

Behandlung.

Sämtliche Brüche wurden, ähnlich wie die Halsbrüche des Oberarmes, an der Handgelenksgegend schräg aufwärts extendiert. Die Belastung des Zuges schwankte zwischen 6—10 Pfund. Schon in den ersten Tagen wurde mit Bewegungsübungen begonnen. Zu einer blutigen Reposition der Fragmente bestand keine Veranlassung. Der Schußbruch der Schulterblattgräte wurde für die ersten Tage drainiert, eine Eiterung trat nicht auf, der Heilverlauf war bei voller Erhaltung der Funktion des Armes einwandfrei.

Ergebnisse.

Die durchschnittliche Konsolidationszeit betrug 17 Tage, die Dauer der Gesamtbehandlung 49,6 Tage. Diese verhältnismäßig hohe Gesamtbehandlungszeit ist meist bedingt durch die Behandlung der anderen gleichzeitig erlittenen Verletzungen, sowie durch das durchschnittlich erheblich höhere Alter der Verletzten und die dadurch notwendige längere medico-mechanische Nachbehandlung.

6 Verletzte verfügten nach Abschluß der Behandlung über eine freie Beweglichkeit im Schultergelenk. Bei den andern beiden Verletzten — Leuten von 44 und 45 Jahren mit gelenknahen Brüchen — waren zunächst Bewegungsbeschränkungen mittleren Grades im Schultergelenk zurückgeblieben. Die Bewegung des Armes gelang seitlich bis zu 90 bzw. 100 Grad, die Vorwärts-aufwärtsbewegung bis 110 bzw. 135 Grad. Hier fanden sich bei dem einen der Verletzten Anzeichen geringer arthritischer Veränderungen im Schultergelenk.

Erwerbsverminderung.

7 Verletzte gelangten zur Begutachtung. Darunter war 4 mal bei Beginn der 14. Woche eine meßbare Erwerbsverminderung nicht mehr festzustellen. 1 Verletzter (gleichzeitig Kompressionsbruch des 2. Lendenwirbels) bezog zunächst eine Rente entsprechend einer Erwerbsverminderung von $33^1/_3\,^0/_0$, die nach Ablauf eines halben Jahres auf $20\,^0/_0$ herabgesetzt wurde, weil die Beweglichkeit im Schultergelenk frei geworden war. 2 Verletzte erhielten zunächst Renten entsprechend einer Erwerbsverminderung von 20 bzw. $30\,^0/_0$, die aber im Laufe der folgenden 2 Jahre ebenfalls vermindert wurden.

Gesamtüberblick.

Der Arbeit liegen besondere Verhältnisse zugrunde.

Es handelt sich bei den Verletzten vorwiegend um **Männer des 2.—4. Lebens-jahrzehntes**; höhere Altersstufen sind verhältnismäßig wenig vertreten. Die Ursache ist darin zu suchen, daß es sich in der Mehrzahl der Verletzten um Arbeiter aus dem bergmännischen Betriebe handelt, in dem naturgemäß infolge der Schwere der Arbeit nur kräftige Menschen in den besten Lebensjahren Verwendung finden können. Aus diesem Grunde können die Tabellen, welche eine Übersicht der Verteilung der einzelnen Frakturen nach dem Lebensalter geben, keinen allgemein-gültigen Wert besitzen; sie dürften aber für die industriellen Betriebe im allgemeinen und besonders für das Gebiet des Steinkohlenbergbaues eine genügende Übersicht vermitteln.

Die Frakturen sind in erster Linie durch Stein- und Kohlefall zustande gekommen. Diese Verletzungsform steht im Bergbau an erster Stelle; sie ist begründet in der Eigenart des bergmännischen Betriebes und mag trotz aller gesetzlichen Fürsorge und persönlichen Vorsicht oft genug nicht vermeidbar sein. Die Feststellungen haben aber weiterhin eine Anzahl von Verletzungsmechanismen erkennen lassen, deren Häufung man als Arzt in solchem Umfange doch nicht angenommen hätte. Dazu gehören die Frakturen, welche beim Eingleisen der Wagen durch Umstürzen und Umkippen derselben sich ereignen, die Brüche der Speiche und des Vorderarmes, die beim Wagenschieben zustande kommen, die zahlreichen schweren Quetschungen, welche die Leute beim

Hantieren zwischen den Wagen erleiden. Diese letzteren Brüche entfallen vorwiegend auf das jüngere Alter und dürften sich häufig genug vermeiden lassen.

Die **Art der Verletzung** beruht darauf, daß es sich in der Regel um sehr schwere Gewalteinwirkungen handelte. Die Wirkung bezog sich meist nicht nur auf den Knochen allein, sondern betraf den gesamten Querschnitt des Gliedes. So ist es verständlich, daß öfters noch nachträglich Gangrän der betroffenen Extremität eintrat. Infolge dieser Quetschwirkungen kam es wiederholt bei ursprünglich unkomplizierten Brüchen durch Nekrosenbildungen der Haut nachträglich zu einer Infektion der Bruchstelle. In gleicher Weise wurden vielfach die Erfolge der primär genähten komplizierten Brüche nachträglich verschlechtert.

In der Erkenntnis, daß ein Teil der sonst oft schlechten Heilergebnisse bei der Frakturenbehandlung bereits in einer mangelnden Diagnostik seine Ursache hat, wurde auf sorgfältige Röntgenaufnahmen größter Wert gelegt. Es wurde stets ein Röntgenbild des gebrochenen Gliedes in zwei Ebenen angefertigt. Denn nur durch eine Betrachtung in 2 Ebenen ist eine sichere Orientierung über die Lage der Bruchstücke möglich. Bei gelenknahen Frakturen wurden öfters noch stereoskopische Aufnahmen zur weiteren Klärung herangezogen. Zu warnen ist unter allen Umständen vor der bloßen Durchleuchtung. Man wird hierbei nie sichere Ergebnisse erzielen. Ebenso wurden jedesmal sofort nach der Einrichtung Kontrollaufnahmen in 2 Richtungen gemacht, und es wurde nicht eher geruht, als bis eine einwandfreie Stellung der Bruchstücke erzielt war. Eine Unterlassungssünde in dieser Beziehung rächt sich später bitter. Auch hier ist die übliche Durchleuchtung nicht imstande eine hinreichende Unterlage für die Beurteilung der Frakturstellung abzugeben.

Die **Reposition** wurde stets in Allgemeinnarkose — meist im Chloräthylrausch —ausgeführt. Sie geschah durch Zug und Gegenzug an dem betroffenen Gliede in Kenntnis und sorgfältiger Ausnützung der verschiedenen physiologischen Muskelwirkungen. In der Regel gelang auf diese Weise die Reposition. Nur in besonderen Fällen wurde der Dauerzug, d. h. die Extensionsbehandlung zur Reposition der Bruchstücke herangezogen. Solche Verhältnisse lagen vor bei den Oberschenkelbrüchen und bei den Schrägbrüchen des Unterschenkels im unteren Drittel sowie bei bestimmten, näher gekennzeichneten Oberarmfrakturen. Nach Einführung der Drahtextension haben wir von diesem Verfahren mit sehr gutem Erfolg Gebrauch gemacht.

Bei der weiteren Behandlung der Frakturen nach erfolgter Reposition wurde grundsätzlich die „**funktionelle Bewegungsbehandlung**" durchgeführt, unter welcher Böhler die „vollkommene, nie unterbrochene Ruhigstellung der eingerichteten Bruchstücke bei gleichzeitiger Bewegungsmöglichkeit vieler oder aller Gelenke unter Vermeidung jeden Schmerzes" versteht. In Erfüllung dieser Forderungen wurde zunächst mit dem alten Grundsatz, bei einem Bruch die benachbarten Gelenke mit zu fixieren, prinzipiell gebrochen. In Durchführung dieser neuen Forderung wurde der zirkuläre Gipsverband verlassen. Denn seine fixierende Wirkung wird ja vorwiegend durch die Eingipsung der benachbarten Gelenke mit erreicht. Wie unsere Ausführungen bei der Behandlung der Unterschenkelbrüche gezeigt haben, ist aber trotzdem im zirkulären unterpolsterten Gipsverband die Fixation der Bruchstücke keineswegs genügend gewährleistet. Diese Betrachtungen führten v. Brunn zum Ersatz des zirkulären Verbandes durch die Gipsschiene, welche, unter steter Zugwirkung am reponierten Gliede unmittelbar auf die Haut angewickelt, die geschilderten Nachteile vermeidet. Am augenfälligsten sind die Vorteile dieser Methode bei der Behandlung der Unterschenkel- und Oberarmbrüche.

Die Extensionsbehandlung wurde als Normalverfahren nur noch bei den Oberschenkelbrüchen angewendet, wo ja infolge des starken Muskelwiderstandes eine andere Methode zur Aufrechterhaltung der Fragmentstellung kaum in Frage kommt, sowie als Repositionsmittel bei den Frakturen, wo infolge des Muskelwiderstandes zunächst eine Retention der Fragmente Schwierigkeiten bereitete. Schließlich fand die Extension bei den komplizierten Brüchen Anwendung, bei denen jede Druckschädigung vermieden oder offene Wundbehandlung durchgeführt werden mußte.

Nur in diesen Fällen trat die Extensionsmethode in ihr Recht. Sie wurde sonst möglichst unterlassen, da aus schon dargelegten Gründen der mobilisierenden Behandlung durch den Zug verhältnismäßig enge Grenzen gezogen sind.

Schon in den ersten Tagen nach der Verletzung wurde mit der medicomechanischen Behandlung begonnen. Es wurde dabei nicht nur eine gewöhnliche Massagebehandlung durchgeführt, sondern bei der anfänglichen passiven Bewegungsbehandlung besonderer Wert auf eine methodische Nachahmung physiologischer Bewegungen gelegt. Gerade durch diese frühzeitigen Bewegungsübungen wurden eine Schrumpfung von Muskeln und Sehnen verhindert, ebenso Verklebungen im Bereiche der Gelenkkapsel, Störungen, die durch eine erst spät einsetzende medico-mechanische Behandlung nicht mehr gut zu machen sind. Schon sehr frühzeitg, stets vor Eintritt der Konsolidation, wurde der Verletzte aber auch angehalten, aktive Bewegungen auszuführen. Gerade die aktive Betätigung des gebrochenen Gliedes ist von größter Bedeutung. Sie verhindert nicht nur in vermehrtem Maße die oben geschilderten Störungen, beseitigt schnell bestehende Blutergüsse, verhindert das Auftreten und Chronischwerden des Ödems, sondern bringt auch einen Wechsel in der psychischen Einstellung des Verletzten zu seiner Fraktur. Er betrachtet sich z. B. mit einem Unterschenkelbruch nicht mehr als den Krüppel, der nun wochenlang im Verband an das Bett gefesselt ist, sondern faßt Vertrauen zu seiner baldigen Wiederherstellung, wenn es ihm ermöglicht wird, in 4—5 Tagen wieder herumzulaufen. So wird damit schon von vornherein jener Betrachtungsweise möglichst der Boden entzogen, die später zu der bekannten Rentenmentalität führt.

Die Ergebnisse unserer Behandlung haben bewiesen, daß der von uns vertretene Standpunkt, die medico-mechanische Behandlung der anatomischen Heilung parallel gehen zu lassen, richtig ist. Der Beweis für die Richtigkeit dieser Auffassung liegt darin, daß die Dauer der Gesamtbehandlung im Vergleich zur Konsolidationszeit verhältnismäßig sehr kurz ist. Diese Dauer der Gesamtbehandlung übertrifft die Konsolidationszeit oft nur um 10—20 Tage, erfordert — die Oberschenkelbrüche ausgenommen — niemals doppelt so lange Zeit, wie sie die Konsolidation beansprucht. Es ist also ein großer Unterlassungsfehler, die medico-mechanische Nachbehandlung erst der anatomischen Heilung anfügen zu wollen. Eine nicht weniger wirksame Stütze für die von uns vertretene Auffassung bilden die guten funktionellen Resultate.

Die **komplizierten Frakturen** wurden stets durch primäre Wundnaht geschlossen. Dieses Vorgehen hat sich unter den im Bergbau gegebenen Verhältnissen ausgezeichnet bewährt. Es wurden aber auch eine Anzahl von komplizierten Brüchen, die sich über Tage ereigneten, in gleicher Weise behandelt, selbst Verletzungen aus landwirtschaftlichen Betrieben. Wenn auch bei diesen Fällen zeitweilig die primäre Heilung ausblieb, so waren die sich anschließenden Infektionen nie so schwerwiegend, daß man die primäre Naht bei derartigen Verletzungen prinzipiell ablehnen könnte. Voraussetzung ist allerdings eine nicht zu schwere Quetschwirkung auf den Gesamtquerschnitt des Gliedes sowie eine sorgfältige Exzision alles geschädigten und beschmutzten Gewebes und Zuführung des Verletzten in den ersten Stunden nach dem Unfall. Selbstverständlich wird man bei schweren, mit Straßenschmutz oder Gartenerde verunreinigten Frakturen zurückhaltender sein und nötigenfalls drainieren. Immerhin sind wir nach unseren Ergebnissen zu der Überzeugung gekommen, daß man bei der Versorgung der komplizierten Frakturen aktiver vorgehen soll. Erleichtert wurde dieses Vorgehen durch die sehr bewährte verbandlose Wundbehandlung, welche jederzeit eine genaue Beobachtung der versorgten Fraktur gestattet. Es wird in einer ausführlichen Arbeit, welche im einzelnen die bei der primären Wundnaht der komplizierten Frakturen gewonnenen Ergebnisse der letzten 10 Jahre unter Berücksichtigung der vorhandenen Literatur auswertet, in Kürze berichtet werden. Mit der mobilisierenden Behandlung der komplizierten Frakturen sind wir wenig zurückhaltend gewesen. Traten nach 8—10 Tagen keine Temperaturen auf, so wurde der Bruch gewöhnlich wie ein unkomplizierter ohne Schaden behandelt.

Zu einer **blutigen Reposition** unkomplizierter Brüche und Fixation mit Fremdkörpern wird nur in Ausnahmefällen Veranlassung bestehen. Die Beobachtungen haben gezeigt, daß meistens der Vorteil einer guten anatomischen Heilung durch die spätere schlechtere Funktion nicht aufgewogen wird. Diese schlechte Funktion wird bedingt durch die zunächst längere und umfassendere Fixation des Bruches, oft genug im zirkulären Verband. Dagegen haben umgekehrt Beobachtungen ergeben, daß selbst Frakturen, bei denen eine einwandfreie, korrekte, unblutige Stellung nicht zu erzielen war, bei frühzeitiger mobilisierender Behandlung mit einem funktionell recht befriedigenden Ergebnis heilten. So wird eine blutige Reposition bei den Brüchen des Unter- und Oberschenkels kaum in Frage kommen. Bei den subkapitalen Brüchen des Oberarmes und gewissen Brüchen des Vorderarmes ist das Verfahren erwägenswert. Voraussetzung ist dann aber ein möglichst frühzeitiger Eingriff, ehe sich Organisationsvorgänge an der Bruchstelle, Schrumpfungen der Gelenkkapsel oder Muskelretraktionen geltend machen. Voraussetzung ist ferner eine sehr früh einsetzende mobilisierende Behandlung. Die Erfahrungen, die dann mit der Laneschen Schiene bei der Fixation der Bruchstücke gemacht wurden, sind gut. Über andere Fixationsmethoden steht für eine sichere Beurteilung zu wenig Material zur Verfügung. Eine Verzögerung der Konsolidationszeit wurde im allgemeinen nicht beobachtet. Bei den komplizierten Brüchen hat sich die Fixation mit Fremdkörpern selbst unter den im Bergbau günstigen Verletzungsbedingungen nicht bewährt. Es ist dringend davon abzuraten.

Insgesamt sind die **Ergebnisse der Behandlung** durchaus befriedigend. Sie finden in den verhältnismäßig niedrigen Entschädigungsrenten bzw. der schnellen Wiederherstellung der vollen Arbeitsfähigkeit beredten Ausdruck. Eine nähere Berücksichtigung der vorhandenen Literatur und besonders der bereits vorhandenen Statistiken wurde absichtlich unterlassen. Die Arbeit wäre durch vergleichsweise Betrachtungen zu groß und zu unübersichtlich geworden. Außerdem haben aber in vorliegendem Falle derartige Vergleiche, soweit sie die statistische Seite betreffen, mangels ähnlicher, auf gleicher Grundlage errechneter Statistiken verhältnismäßig wenig Wert, zumal bei der Eigenheit des dieser Arbeit zugrunde liegenden Verletzungsmaterials und bei den besonderen Umständen, unter denen die Verletzungen zustande kamen und ärztlicherseits versorgt wurden.

Zwei in den natürlichen Verhältnissen liegende Tatsachen begünstigten zunächst die Heilerfolge. Es handelt sich bei der Mehrzahl der Verletzten um Leute in den besten Lebensjahren, bei denen schon von vornherein mit günstigen Heilungsbedingungen zu rechnen ist. Sodann sind die guten Erfolge bei der Behandlung der komplizierten Brüche zum Teil darauf zurückzuführen, daß sich die Mehrzahl der Frakturen unter Tage ereignete. Es ist bekannt, daß der Kohle- und Gesteinsstaub sozusagen als steril zu betrachten ist. Es ist also von vornherein mit einer verhältnismäßig herabgeminderten Infektionsgefahr zu rechnen.

Diese beiden durch die Verhältnisse gegebenen günstigen Vorbedingungen, welche oft genug jedoch nicht nur im bergbaulichen Betriebe zu finden sind, werden durch die vorbildliche Organisation des Rettungsdienstes in weitgehendem Maße ausgenützt.

Während nämlich namentlich in ländlichen Betrieben oft viele Stunden bis zur ersten ärztlichen Hilfe bzw. zur sachgemäßen spezialärztlichen Behandlung vergehen, gelangten bei uns sämtliche Verletzte durch die jederzeit fahrbereiten Krankenwagen des Hauses in den ersten Stunden nach dem Unfall in unsere Hand. Dieser Vorteil schneller sachgemäßer Behandlung ist nicht hoch genug zu veranschlagen. Er ist besonders für die Behandlung komplizierter Frakturen geradezu von ausschlaggebender Bedeutung.

Nicht weniger haben zu den erzielten Erfolgen aber auch die sanitären Einrichtungen auf der Zeche selbst und die steten ärztlichen Belehrungen der Bergleute sowie die gründliche Ausbildung der zum Hilfsdienst auf der Zeche besonders bestimmten Personen (Heilgehilfen) dazu beigetragen. So wird der Verletzte schon unter Tage aus einem in jedem Revier befindlichen Verbandkasten sachgemäß verbunden. Er weiß in der Regel, daß er eine Wunde nicht auswaschen, sondern nur mit einem sterilen Verbandpäckchen bedecken darf, er wird bereits unter Tage mit einfachen Hilfsmitteln sachgemäß geschient. Alle diese Faktoren sind von ausschlaggebender Bedeutung für den späteren Heilerfolg. Die Heilerfolge in anderen Krankenanstalten, die zahlenmäßigen Zusammenstellungen der Heilergebnisse bei den Berufsgenossenschaften würden weit günstiger sein, wenn man den oben angeführten Tatsachen mehr Rechnung tragen könnte. Die Ergebnisse dieser Arbeit beweisen zur Genüge die

Vorteile sachgemäßer erster Unfallhilfe und sofortiger spezialärztlicher Behandlung.

Diesen den Heilerfolg begünstigenden Tatsachen stehen im bergmännischen Betriebe aber auch erschwerende Momente gegenüber. Hierzu gehört vor allen Dingen der Umstand, daß die Gewalteinwirkungen meistens sehr schwerer Natur sind. Häufige nachträgliche Gangrän der betroffenen Extremität oder ausgedehnte Hautnekrosen waren die Folge. Ein anfänglicher Erfolg wird dadurch zunichte gemacht, ursprünglich unkomplizierte Brüche werden nachträglich kompliziert.

Bei der Wiederherstellung der Arbeitsfähigkeit ist nicht zu vergessen, daß es sich um die Wiederherstellung zu einer sehr schweren Arbeit, wenn nicht überhaupt zur schwersten Arbeit handelt. Diese Tatsache ist allen denen entgegenzuhalten, die bei ihren Berechnungen auf eine kürzere Behandlungszeit kommen. Es macht eben einen gewaltigen Unterschied, ob in der gleichen Zeit ein Geistesarbeiter, ein Kaufmann mit einem linksseitigen Speichen- oder Knöchelbruch arbeitsfähig wird oder ein Kohlenhauer oder Wagenschlepper

So werden die errechneten Tabellen der Erwerbsverminderungen erheblich abweichen von den Daten der Berufsgenossenschaften, die ihren Ermittlungen das gesamte an den verschiedensten Stellen und unter den verschiedensten Umständen behandelte Frakturenmaterial zugrunde legen müssen. Gerade weil es sich um Frakturen handelt, die nach den verschiedensten Methoden und unter wechselnden Voraussetzungen behandelt wurden, konnten die dabei gewonnenen Zahlen für die einzuschlagenden Wege der Behandlung bisher kaum eine Unterlage bieten. In dieser Arbeit ist zum ersten Male der Versuch unternommen worden, an Hand eines ganz nach einheitlichen Gesichtspunkten und unter gleichen Voraussetzungen behandelten Frakturenmaterials die Ergebnisse eines solchen Vorgehens in klaren, objektiven Zahlen zu erfassen. Der hierbei gewonnene statistische Nachweis der Vorteile einer frühzeitigen Übernahme des Heilverfahrens dürfte gerade in der Zeit augenblicklicher wirtschaftlicher Notlage von besonderer Bedeutung sein. Wir können es uns heute nicht gestatten, den Dingen freien Lauf zu lassen, sondern müssen versuchen, zu einem einheitlichen, systematischen Ausbau des gesamten Heilverfahrens zu gelangen.

Frakturen und Luxationen. Ein Leitfaden für den Studenten und den praktischen Arzt. Von Prof. Dr. **Georg Magnus**, Oberarzt der Chirurgischen Universitätsklinik Jena. Mit 45 Textabbildungen. IV, 87 Seiten. 1923. RM 3.60

ⓦ **Operative Frakturenbehandlung.** Technik. Indikationsstellung. Erfolge. Von Dr. **Rudolf Demel**, Assistent der I. Chirurgischen Universitätsklinik in Wien. Mit 212 Abbildungen im Text. VII, 228 Seiten. 1926. RM 16.50; gebunden RM 18.60

Der Hohlfuß. Seine Entstehung und Behandlung von Dr. **M. Hackenbroch**, Privatdozent, Oberarzt der Orthopädischen Klinik Köln. Mit 40 Abbildungen. VI, 84 Seiten. 1926. RM 6.60

Bernhard Heine's Versuche über Knochenregeneration. Sein Leben und seine Zeit. Von der Deutschen Gesellschaft für Chirurgie, anläßlich ihrer 50. Tagung den Fachgenossen unterbreitet. Herausgegeben von der Anatomischen Anstalt der Universität Würzburg (Direktor Prof. Dr. H. Petersen), der Chirurgischen Universitätsklinik Würzburg (Direktor Prof. Dr. F. König), der Chirurgischen Universitätsklinik Berlin (Direktor Prof. Dr. A. Bier). Bearbeitet durch Dr. **K. Vogeler**, Assistent der Chirurgischen Klinik Berlin, Dr. **E. Redenz**, Prosektor der Anatomischen Anstalt Würzburg, Dr. **H. Walter**, Assistent der Chirurgischen Klinik Würzburg, Prof. Dr. **B. Martin**, Assistent der Chirurgischen Klinik Berlin. Mit einem Vorwort von Prof. Dr. A. Bier. Mit 105 Textabbildungen und 1 Porträt. VIII, 224 Seiten. 1926. RM 7.50

Die Knochenbrüche und ihre Behandlung. Ein Lehrbuch für Studierende und Ärzte. Von Dr. med. **Hermann Matti**, a. o. Professor für Chirurgie an der Universität und Chirurg am Jennerspital in Bern.
Erster Band: **Die allgemeine Lehre von den Knochenbrüchen und ihrer Behandlung.** Mit 420 Textabbildungen. X, 395 Seiten. 1918.
RM 20.—, gebunden RM 24.—
Zweiter Band: **Die spezielle Lehre von den Knochenbrüchen und ihrer Behandlung einschließlich der komplizierenden Verletzungen des Gehirns und Rückenmarks.** Mit 1050 Abbildungen im Text und auf 4 Tafeln. XII, 986 Seiten. 1922. RM 50.—; gebunden RM 54.—

Orthopädie des praktischen Arztes. Von Prof. Dr. **August Blencke**, Facharzt für orthopädische Chirurgie in Magdeburg. Mit 101 Textabbildungen. („Fachbücher für Ärzte", herausgegeben von der Schriftleitung der „Klinischen Wochenschrift", Band VII.) X, 289 Seiten. 1921. Gebunden RM 6.70
Die Bezieher der „Klinischen Wochenschrift" erhalten die Fachbücher mit einem Nachlaß von 10%.

Anatomie des Menschen. Ein Lehrbuch für Studierende und Ärzte. Von **Hermann Braus**, o. ö. Professor an der Universität, Direktor der Anatomie Würzburg. In drei Bänden.
Erster Band: **Bewegungsapparat.** Mit 400 zum großen Teil farbigen Abbildungen. X, 836 Seiten. 1921. Gebunden RM 16.—
Zweiter Band: **Eingeweide. (Einschließlich periphere Leitungsbahnen. I. Teil.)** Mit 329 zum großen Teil farbigen Abbildungen. VII, 697 Seiten. 1924. Gebunden RM 18.—
Dritter (Schluß-) Band: **Periphere Leitungsbahnen. (II. Spezieller Teil.)** Zentral- und Sinnesorgane. Generalregister. Erscheint 1927

Die mit ⓦ bezeichneten Werke sind im Verlage von Julius Springer in Wien erschienen.

Die Vorbereitung zu chirurgischen Eingriffen. Von Privatdozent
Dr. med. Joh. Volkmann, Oberarzt der Chirurgischen Universitätsklinik Halle a. S.
Mit 12 Textabbildungen. X, 238 Seiten. 1926. RM 12.—; gebunden RM 13.20

Grundriß der gesamten Chirurgie. Ein Taschenbuch für Studierende
und Ärzte. (Allgemeine Chirurgie. — Spezielle Chirurgie. — Frakturen und Luxationen. — Operationskurs. — Verbandlehre.) Von Prof. Dr. Erich Sonntag, Vorstand des Chirurgisch-Poliklinischen Instituts der Universität Leipzig. Zweite, vermehrte und verbesserte Auflage. XX, 937 Seiten. 1923. Gebunden RM 14.—

Die Chirurgie des Anfängers. Vorlesungen über chirurgische Propädeutik.
Von Dr. Georg Axhausen, a. o. Professor für Chirurgie an der Universität Berlin.
Mit 253 Abbildungen. IV, 443 Seiten. 1923. Gebunden RM 14.—

Ausgewählte chirurgisch-klinische Krankheitsbilder. Nach
Sauerbruch's klinischen Vorlesungen bearbeitet von Professor Dr. Georg Schmidt, Oberarzt der Chirurgichen Universitätsklinik München. Erstes Heft. IV, 84 Seiten. 1926. RM 2.70
Das Gesamtgebiet der speziellen Chirurgie wird in einzelnen Vorlesungen abgehandel†. Die Hefte werden gesammelt ein **Lehrbuch der speziellen Chirurgie** *darstellen.*

Die willkürlich bewegbare künstliche Hand. Eine Anleitung für
Chirurgen und Techniker. Von F. Sauerbruch, ord. Professor der Chirurgie, Direktor der Chirurgischen Universitätsklinik München.
Erster Band: Mit anatomischen Beiträgen von G. Ruge und W. Felix, Professoren am Anatomischen Universitäts-Institut Zürich und unter Mitwirkung von A. Stadler, Oberarzt d. L., Chefarzt des Vereinslazaretts Singen. Mit 104 Textfiguren. VI, 143 Seiten. 1916. RM 7.—
Zweiter Band: Herausgegeben von F. Sauerbruch, ord. Professor der Chirurgie, Direktor der Chirurgischen Universitätsklinik München, und C. ten Horn, Professor der Chirurgie, Chirurgische Universitätsklinik München. Mit 230 zum Teil farbigen Abbildungen. IV, 249 Seiten. 1923. RM 12.—; gebunden RM 14.50

Die physiologische Sehnenverpflanzung. Von Prof. Dr. K. Biesalski,
Direktor und leitender Arzt, und Dr. L. Mayer, Wissenschaftlicher Assistent am Oscar-Helene-Heim für Heilung und Erziehung gebrechlicher Kinder in Berlin-Zehlendorf. Mit 270 zum großen Teil farbigen Abbildungen. XIV, 330 Seiten. 1916. Gebunden RM 36.—

Gliedermechanik und Lähmungsprothesen. Von Heinrich von
Recklinghausen. In 2 Bänden. Mit 230 Textfiguren. XXII, 631 Seiten. 1920. Zusammen RM 38.—
Erster Band (Physiologische Hälfte): **Studien über Gliedermechanik, insbesondere der Hand und der Finger.**
Zweiter Band (Klinisch-technische Hälfte): **Die schlaffen Lähmungen von Hand und Fuß und die Lähmungsprothesen.**

Ⓦ Die Unfallstation der I. Chirurgischen Klinik der Universität Wien. Von Dr. Rudolf Demel, Assistent der Klinik, derzeit Unfallassistent, Dr. Otto Hoche und Dr. Paul Moritsch, Operateure der Klinik. Mit einer Einleitung von Professor A. Eiselsberg, Vorstand der Klinik. Mit 10 Abbildungen und Tabellen. 31 Seiten. 1925. RM 1.50